陈秋霖 ◎ 著

# 互联网医疗
## 发展观察

OBSERVATIONS ON THE DEVELOPMENT OF TELEMEDICINE

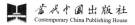

当代中国出版社
Contemporary China Publishing House

**图书在版编目（CIP）数据**

互联网医疗发展观察 / 陈秋霖著 . –– 北京 : 当代
中国出版社 , 2024.7
ISBN 978-7-5154-1183--5

Ⅰ . ①互… Ⅱ . ①陈… Ⅲ . ①互联网络—应用—医疗
保健事业—研究—中国 Ⅳ . ① R199.2-39

中国版本图书馆 CIP 数据核字（2022）第 078175 号

| | |
|---|---|
| 出 版 人 | 王　茵 |
| 责任编辑 | 宋卫云 |
| 责任校对 | 贾云华　康　莹 |
| 印刷监制 | 刘艳平 |
| 封面设计 | 鲁　娟 |
| 出版发行 | 当代中国出版社 |
| 地　　址 | 北京市地安门西大街旌勇里 8 号 |
| 网　　址 | http://www.ddzg.net |
| 邮政编码 | 100009 |
| 编 辑 部 | （010）66572264 |
| 市 场 部 | （010）66572281　66572157 |
| 印　　刷 | 中国电影出版社印刷厂 |
| 开　　本 | 710 毫米 × 1000 毫米　1/16 |
| 印　　张 | 16 印张　1 插页　212 千字 |
| 版　　次 | 2024 年 7 月第 1 版 |
| 印　　次 | 2024 年 7 月第 1 次印刷 |
| 定　　价 | 68.00 元 |

# 序 言

## 一、伟大时代号召

"人民对美好生活的向往，就是我们的奋斗目标"，生动诠释了新时代党全心全意为人民服务的根本宗旨。人民幸福是"国之大者"。人民对美好生活的向往，最直接的表现是更好的生活保障、更好的衣食住行，更深层次的表现是摆脱现有时间和空间的束缚。正如那句网红请假理由"世界那么大，我想去看看"，或者像歌曲里唱的那样"真的还想再活五百年"。

人类一直在为摆脱空间的约束而努力。一方面是不断扩大活动的空间。从利用畜力到发明机械力，从利用传统能源到探索新能源，从陆运到海运再到空运，从开发地球空间到开发太空空间，人类不断在开拓创新。另一方面是不断扩大认识的空间。信息技术的发展，特别是互联网技术的发展和信息传播速度的提升，让我们哪怕物理上不能触及一些地方，也能通过信息手段认识那些地方。信息空间甚至被认为是一个国家陆海空天之外的"第五疆域"。正如习近平总书记所说："从社会发展史看，人类经历了农业革命、工业革命，正在经历信息革命。农业革命增强了人类生存能力，使人类从采食捕猎走向栽种畜养，从野蛮时代走向文明社会。工业革命拓展了人类体力，以机器取代了人力，以大规模工厂化生产取代了个体工场手工生产。而信息革命则增强了人类脑力，带来生产力又一次质的飞跃，对国际政治、经济、文化、社会、生态、军事等领域发展产生了深刻影响。"[①] 人类也一直在为摆脱时间的约束而努力。虽然不能长生不老，但是延长生命时间，也就是健康长寿，是人类最本能的追求。"五福临门"是中国人传统的美好祝愿，"五福"出自《尚书·洪范》：一曰寿，二曰富，三曰康宁，四曰攸好德，五曰考终命。这是中国人幸福观的五条标准，"寿"也就是健康长寿列于首位。康德在《论教育》中说，健康长寿是人类自然的欲望。看来中西方文化在这个问题上自古是高度一致的。习近平总书记在 2021 年 3 月 23 日视察福建三明时指出，健康是幸福生活最重要的指标，健康是 1，其他是后面的 0，没有 1，再多的 0 也没有意义。

所以，从发展的目的，为了人民美好生活向往，信息和健康是未来两个极其重要的领域。

从产业发展的角度，保罗·皮尔泽在《财富第五波》一书中认为人类财富经历五次重要的变革，称之为五波。第一波是土地革命，第二波是工业革命，第三波是商业革命，第四波是信息网络革命，也就是正在发生的数字革命等重大变革。前四次财富变革，对应的是人类从农业社会进入工业社会，从工业社会进入商业社会，然后走进正深刻影响人们生产生活方方面面的信息社会。信息产业革命后，未来的人类财富驱动产业是什么？这是一个很重要的发展判断。这位做过美国总统经济顾问的经济学家预测，21 世纪迎来的财富第五波将是健康革命，或者说人类将走进健康时代。如前所述，无论是东方还是西方，活得更长，活得更健康都是人们最基本的追求。而且健康长寿可以是永无止境的追求，一切发展最终都是希望让人们更健康地活着，所以一定意义上，可以说健康时代是不会结束的时代，健康事业和健康产业将永远是朝阳行业。生命科学、生物技术，以及围绕促进健康的技术、产品和服务，都将是重要的产业。

---

① 习近平：《在网络安全和信息化工作座谈会上的讲话》，人民出版社 2016 年版，第 2—3 页。

　　所以，从发展的手段看，信息和健康也是未来两个最有希望的领域。

　　党的十八届五中全会针对这两个重要领域分别提出了重要的国家战略举措，针对信息领域是网络强国战略、国家大数据战略，针对健康领域是健康中国建设、食品安全战略。而党的十九大进一步强化了这两个领域的战略部署，针对信息领域，部署了智慧社会建设、数字中国建设、网络强国建设，针对健康领域则有健康中国战略、食品安全战略，实际上乡村振兴战略、美丽中国建设，也都和健康密切相关。可以看出，国家政策层面上围绕这两个非常重要的领域已经做了很多部署。回顾历史，每一次大国崛起都站在产业变革制高点，生产力变革催生生产关系变革，实现社会大变革。习近平总书记提出的"新质生产力"，正是代表新一轮科技革命和产业变革浪潮中从工业化转型向数字化转型的先进生产力质态。每个强国的兴起，或者说强国的阶段，都是需要产业支撑的。中华民族的伟大复兴是近代以来亿万中华儿女的共同理想。中国历史上最强大的时候正是其农业上最先进的时代，抓住了财富第一波。近代中国之所以落后，一个重要的原因是在工业革命上没有抓住机会，失去了财富第二波。而财富第三波，在第二次世界大战以后美、欧主导的金融体系和贸易体系中，我们也没有优势。在新发展阶段，以中国式现代化全面推进中华民族的伟大复兴，从抢占产业制高点的角度，必须抓住信息革命和健康革命的时代机遇。新时代党和国家也在这两个领域持续进行战略部署，这两个领域也成为创新驱动新质生产力的重要战场。

　　当信息网络时代最具代表性的互联网和医疗健康相遇时，其重要性不言而喻。未来大师尼古拉斯·尼葛洛庞帝（Nicholas Negroponte）在《数字化生存》一书中讲道，数字化、网络化、信息化使人的生存方式发生了巨大的变化，并由此带来一种全新的生存方式。生物科技将成为新的数字化技术。也预示着健康和信息两个领域的交汇点会成为未来发展的重点。研究"互联网＋医疗健康"正是希望循着时代脉络，观察技术和产业的发展，通过研究重要创新领域为中国式现代化发展贡献力量。

## 二、正确思想引领

中国共产党有高度重视人民健康的优良传统。习近平总书记在2016年全国卫生与健康大会上指出："我们党从成立起就把保障人民健康同争取民族独立、人民解放的事业紧紧联系在一起。"[1] 在条件恶劣的革命战争年代，党就认识到卫生工作不仅是军队保持战斗力的需要，也是人民生活的迫切需要。毛泽东在《中国的红色政权为什么能够存在？》中指出，巩固根据地的方法是切实做好三件事，其中第三件事就是建设较好的红军医院。井冈山革命根据地的卫生所和小井医院，也给革命群众提供免费医疗帮助。新中国成立后，在一穷二白的基础上建设社会主义，我国把卫生工作定位为政治问题，作为一件大事来抓，创造了举世瞩目的健康奇迹，在1978年实现了人均预期寿命68.2岁，达到了当时中等发达国家水平。

之所以说人民健康是一个政治问题，不仅因为其涉及每个人的生老病死，是人民群众关切所在。也因为在中华民族伟大复兴的征程中，人民健康是重要的社会发展标志。

"东亚病夫"是中华民族百年耻辱的标志性帽子。鸦片战争以后，中国沦为半封建半殖民地国家，被西方辱为"东亚病夫"。毛泽东曾说："过去说中国是'老大帝国'，'东亚病夫'，经济落后，文化也落后，又不讲卫生，打球也不行，游水也不行，女人是小脚，男人留辫子，还有太监，中国的月亮也不那么很好，外国的月亮总是比较清爽一点，总而言之，坏事不少。"[2] 邓小平也说："中国从鸦片战争起沦为半殖民地半封建社会，中国人成了世界著名的'东亚病夫'。从那时起的近一个世

---

① 《习近平谈治国理政》第 2 卷，外文出版社 2017 年版，第 370 页。
② 《毛泽东文集》第 7 卷，人民出版社 1999 年版，第 87 页。

纪，我国有识之士包括孙中山都在寻求中国的出路。"①

因此，健康是救亡图存必要的基础。严复在 1895 年《原强》一书中指出："今而图自强，非标本并治焉，固不可也。……标者何？收大权，练军实……至于其本，则亦于民智、民力、民德三者加之意而已。果使民智日开、民力日奋、民德日和，则上虽不治其标，而标将自立。"毛泽东在 1917 年以化名"二十八画生"发表在《新青年》杂志上的《体育之研究》一文中也写道："国力恭〈苶〉弱，武风不振，民族之体质日趋轻细，此甚可忧之现象也。"②

所以，健康梦是中华民族伟大复兴的起点。今天，中华民族正在实现从站起来、富起来到强起来的历史性飞跃。而我们实现这一伟大飞跃的基础，正是中国共产党诞生后，完成新民主主义革命和社会主义革命，建立社会主义新中国，"实现了中华民族从东亚病夫到站起来的伟大飞跃"③。特别是通过抗美援朝，中国人民彻底扔掉了"东亚病夫"的帽子，真正扬眉吐气了。④

中国共产党在 100 年的奋斗历程中，对健康重要性的认识也不断提升。2003 年非典之后，党和国家更加重视人民健康和卫生工作。党的十七大报告指出，健康是人全面发展的基础，关系千家万户幸福。新时代以来，党对人民健康的重视达到前所未有的高度。党的十八大报告指出，健康是促进人的全面发展的必然要求。党的十九大报告在从个人全面发展角度强调健康重要性的基础上，进一步强调，健康是民族昌盛和国家富强的重要标志，指出了健康对社会经济发展和国家民族发展的重要性。新冠疫情发生后，习近平总书记进一步指出"人类健康是社会文

---

① 《邓小平文选》第 3 卷，人民出版社 1993 年版，第 205 页。
② 《毛泽东早期文稿》（1912.6—1920.11），1990 年，第 65 页。
③ 习近平：《在纪念马克思诞辰 200 周年大会上的讲话》，人民出版社 2018 年版，第 13 页。
④ 习近平：《在纪念中国人民志愿军抗美援朝出国作战 70 周年大会上的讲话》，人民出版社 2020 年版，第 6 页。

明进步的基础"[①],"人民健康是社会主义现代化的重要标志"[②],从人类文明发展和社会主义现代化的更高角度强调了健康的重要意义。在我国迈上建设社会主义现代化国家新征程、向第二个百年奋斗目标进军的关键时刻,党的二十大从战略全局深刻阐述了一系列重大理论和实践问题,其中就指出"把保障人民健康放在优先发展的战略位置",为新时代守护人民健康、推进健康中国建设给出了"人民至上、生命至上"的中国方案。可以说,未来健康领域的建设和发展使命光荣、责任重大。

在新中国 70 多年的发展历程中,卫生工作发展方针也在不断提炼和提升。新中国成立后,我国逐步形成了卫生工作四大方针:(1)面向工农兵;(2)预防为主;(3)团结中西医;(4)卫生工作与群众运动相结合。1996 年全国卫生工作会议提出的卫生工作方针有五条:(1)以农村为重点;(2)预防为主;(3)依靠科技与教育;(4)中西医并重;(5)动员全社会参与。可以发现,前两条和后两条与新中国成立后的四大方针基本对应。第一条和最后一条根据时代发展,表述有所调整。第四条是因为在过去的中西医结合过程中中医有被弱化的趋势。因此强调两者"并重",意图是推动发展中医药。新增的第三条突出了当时强调科技和教育的时代创新。2016 年全国卫生与健康大会提出了新时代卫生工作方针,共六条,分别是:(1)以基层为重点;(2)以改革创新为动力;(3)预防为主;(4)中西医并重;(5)将健康融入所有政策;(6)人民共建共享。可以发现,预防为主是我国卫生工作一直以来没有动摇的正确方针,在文字上也没有过调整。第四条延续了 1996 年的方针,继续发展中医药。第一条和最后一条与前两次方针的第一条和最后一条也基本对应,同样与时俱进调整了表述。新增的第五条"将健康融入所有政策",响应了国际上近些年来重要的卫生发展理念和趋势。第

---

① 《构建起强大的公共卫生体系 为维护人民健康提供有力保障》,《人民日报》2020 年 6 月 3 日。
② 《在服务和融入新发展格局上展现更大作为 奋力谱写全面建设社会主义现代化国家福建篇章》,《人民日报》2021 年 3 月 26 日。

二条"以改革创新为动力",比 1996 年的"依靠科技与教育",更突出了创新的根本含义,也强调了不仅要创新,也要深化改革。第二条和第五条成为新时代提出的新要求,也是新时代卫生工作方针最重要的变化。

如果说党中央高度重视并且正全力在全国推广经验的三明医改是新时代这十年卫生健康领域改革的示范,那么"互联网 + 医疗健康"应该是新时代这十年卫生健康领域改革的典型,包括技术创新和制度创新。党中央也高度重视信息技术在医疗健康领域的应用,不仅强调要推进"互联网 + 医疗",让百姓少跑腿、数据多跑路,更在认识到"互联网 + 医疗健康"对于抗击疫情的重要作用后,寄厚望于用新一代信息技术重塑医药卫生管理和服务模式,优化资源配置、提升服务效率。

习近平总书记提出的以科技创新为核心要素的"新质生产力",也在模式转变和范式革新方面,为卫生健康事业的高质量发展提出了更高的创新要求。以"互联网 + 医疗"为代表的新一代医疗健康创新产品和解决方案,利用科技创新成果,通过生产要素的整合配置、服务方式的转换升级等方式实现更高质效的卫生健康生产力,成为加快推进卫生健康现代化的关键动力和战略抓手。

## 三、幸有机会观察

生逢这个伟大的时代,作为一名研究人员,能够有机会深入观察这样一个重要领域的发展,是十分幸运的。我研究"互联网 + 医疗健康"大概有三个起源,或者说观察的基础。

第一个基础是在北京大学中国经济研究中心(2008 年成立的北京大学国家发展研究院的前身)作为学生和研究助理跟随博士生导师李玲教授从事医改相关研究,从而开始关注医疗卫生和健康信息化发展。至今印象深刻的是厦门从医院信息系统互连切入的区域卫生信息化建设和上海闵行区从社区信息系统互连切入的居民健康信息化建设[这应该是后来闵行区首创,并在上海推行,进而全国开展试点的"按病种分值收费（DIPs）"改革的基础]，还有当时有一定影响力，但后来很少被提及的北京东城区基于社区网格化管理的区域健康信息化建设。有幸参与从 2006 年底开始的北大版医改方案设计研究，课题组的方案设计特别重视信息化在新医改中的作用，专门翻译了 6 万多字的《美国退伍军人健康信息系统与技术架构：VistA 专题》作为北大版新医改方案的附件提交给当时负责课题招标的国务院医改部际协调领导小组，这引导我在医疗卫生信息化方面进行更深入的思考。正如本书将要分析的，今天的"互联网 + 医疗健康"，可以分为两个方向，一个方向是传统医疗卫生信息化融合互联网发展，可以称之为"医疗健康 + 互联网"，另一个方向是新兴互联网向医疗领域融入，有些观点认为这才是"互联网 + 医疗健康"。两个方向融合的程度和质量，很大程度上决定了"互联网 + 医疗健康"的发展程度和质量。而且随着医疗健康领域也出现线下线上融合发展的趋势，医疗健康信息化和"互联网 + 医疗健康"的区别将越来越少。

第二个基础是在经历非典和新冠两次重大疫情并参与相关研究的过程中观察到疫情对互联网的影响。2003 年我在北京大学中国经济研究中心读研究生，非典发生后，虽然学校封闭管理，正常上课受到影响，但因为当时我还在北京大学卫生政策与管理研究中心兼职助研，参与关于非典的研究，反倒使这段时间成为我有生以来第一个没日没夜繁忙工作的阶段。当时协助海闻教授在 4 月 18 日至 22 日（4 月 22 日后北大开始封闭管理）组织北大同学（自愿参加）进行非典对北京经济影响的实地调查，在这个调研基础上形成的非典对北京经济和中国经济影响的报告在当时产生了很大影响，也因此带动了后续多项研究。我还协助导师胡大源教授跟踪整理非典数据，分析疫情危机持续和恢复期的管理策略。在非典期间，我就感受到了互联网的重要性。非典对中国影响很大，当时很多外国人都不敢来中国了，特别是疫情严重的北京。北大国际 MBA（BiMBA）因为院长胡大源教授根据疫情数据分析的结果决定提前复课，但是不能在北大校园内，而选择在颐和园的游船上开课。当年 5 月，美国福坦莫大学的凯特·康伯利克教授不惧非典来北京给学员上课，我有幸作为课程助教，每天持中心主任林毅夫教授一日一签的亲笔签字条出入校园，至今脑海中都有凯特教授泛舟昆明湖开讲的清晰画面。所以当时组织线下会议是不现实的，而讨论非典对中国经济的影响又是十分必要和十分紧迫的。于是中国经济研究中心联合《北京青年报》组织"SARS 考验中国经济：中外著名学者网络越洋对话"，通过新浪网和北京青年报 ynet 网站全程现场直播。20 多位中外学者做了 7 场对话。当时网络直播还只能直播文字，而且很少有专家学者走进网络直播室。这个活动可能是第一次有如此多的专家学者走进网络直播室，而且中外学者都有，产生了很好的效果。2003 年底，中国经济研究中心和新浪网（后来搜狐网也加入）联合举办了年度"展望中国论坛"，用类似的方式开展网络学术交流，连续五年，每年一届。我又有幸全程参与了论坛的具体组织落实。在那个刚开始用 E-mail、BBS 交流的时代，非典促使学术会议借助互联网从线下走到线上。当然非典对互联网应用推广最大的还是电子商务，比如非典催生了阿里巴巴的淘宝网，京东商城也是在那之后发展起来的。

所以非典让我更多观察到了疫情对互联网在医疗健康以外领域应用的推动。而新冠疫情则不仅让我观察到了疫情给互联网在生产生活很多领域应用带来的深刻变化，更让我观察到了疫情对"互联网＋医疗健康"发展的快速推动。2020 年初新冠疫情发生时，我在中国社会科学院人口与劳动经济研究所工作，当时按照中国社科院学科调整安排，健康经济研究室刚组建。研究疫情影响是我们的工作职责，于是之前观察非典的经历，以及从非典以来对包括 H7N9 人感染禽流感等疫情的观察所积累的很多知识和观点，成为这段时间研究的基础。略感欣慰的是，我们的一些政策建议得到有关部门高度重视。疫情是我们所不希望的，但既然遇到了，就要在可能的范围内找到一些对社会进步有益的地方，于危中寻机。基于前几年对"互联网＋医疗健康"的研究，我深刻感受到"互联网＋医疗健康"在疫情中的作用，我们把这种作用称之为开辟了中国抗"疫"的第二战场。"互联网＋医疗健康"的发展，应该是新冠疫情之危给社会带来的一点机遇吧。本书第十一章，就是对新冠疫情给"互联网＋医疗健康"带来的影响的一些分析。

第三个基础是从 2014 年开始对农村电商的观察，特别是 2014 年 11 月至 2017 年 1 月在内蒙古呼伦贝尔市政府和扎兰屯市政府挂职期间负责推动农村电商工作的体会。2014 年，根据组织安排，我参加了中组部、团中央第十五批西部博士服务团，到内蒙古呼伦贝尔市扎兰屯市挂职副市长。当年 10 月，我在北京参加行前培训班，其中一位授课专家是时任甘肃陇南市委书记孙雪涛同志。甘肃陇南利用"电商扶贫"加速脱贫攻坚是全国推广的典范，涌现了成县等多个农村电商明星县。孙书记的讲授以及他带来的两本印满陇南各个电商和各个部门二维码的"奇书"给我留下了深刻的印象，也埋下了我在呼伦贝尔探索推动农村电商的种子。12 月底，我争取到参加吉林省电商大会的机会，在会上认识了中国电商扶贫首席专家、中国社科院研究员汪向东老师。在汪老师无私的帮助教导下，我有幸在扎兰屯开始关于农村电商和电商扶贫的探索。2015 年 10 月，我同时挂职呼伦贝尔市政府副秘书长后，有幸参与、观察了多个旗县市的农村电商和电商扶贫的探索。在这些工作中，我发现，在农村推动电商和在城市不一样，在一个地广人稀的农村地区推广电商有很多挑战，需要研究和创新。电商做得好的产品，或者更适合电商的产品一般具有三个特征：刚需、高频、标准化。刚需，也就是消费者的需求是刚性的，不得不买的，说明只要有供应，就不怕没需求。高频，也就是购买频率高，说明市场需求前景大。标准化，说明产品适合于规模化生产供应，质量也容易保证。农产品，显然基本符合刚需特征，但并不是很满足高频，特别是一些生产资料，季节性很强，有时候根本没需求。标准化也是农产品比较难实现的，除非加工成工业品。所以农产品电商相对于工业品电商发展更难、也更慢。我们研究医疗健康，一个重要思维是分析医疗健康产品的特殊性。医疗健康产品，特别是医疗，和一般产品有很大不同，但跟农产品却很有些相似之处。比如也基本符合刚需特征，但并不是很满足高频，大部分人不是高频率看病的。而关于标准化，虽然规范标准是医疗服务和产品的基本要求，但是个性化服务越来越成为医学发展的方向。和农村电商的对比，让我更理解了"互联网＋医疗健康"。实际上，在开展农村电商工作期间发现的一些问题和规律，成为我分析"互联网＋医疗健康"的基本参照，有些直接转化为本书第一部分的基本理论。我和傅虹桥、许多、叶志敏合作的发表在《中国经济评论》（China Economic Review）上的论文"Distance effects and home bias in patient choice on the Internet: Evidence from an online healthcare platform in China"，研究灵感之一就来自对比互联网在医疗领域突破空间限制的能力和在电商领域突破空间限制的能力。

2017 年前，我对于"互联网＋医疗健康"的思考比较零散。感谢《人民日报》当时负责这个领域的记者李红梅老师，她从 2014 年开始每年跟我讨论几次这个话题，这些讨论也促使我更多地去思考"互联网＋医疗健康"的问题。2017 年我挂职结束回到北京，回归研究工作后，为了结合两年多从事农村电商工作的经历追赶研究进度，我开始比较系统地思考和研究"互联网＋医疗健康"，正巧 2017 年下半年关于"互联网＋医疗健康"的讨论或者争议兴起，给了我更多深入观察和参与讨论的机会。通过参与行业主管部门的有关课题，我获得了系统全面研究这一领域发展的机会。通过参与在全国首个"互联网＋医疗健康"示范区宁夏发起的银川互联网医疗健康协会，我得以深入行业观察，特别是深度分析一些行业数据，也因此有机会参与一系列重要调研和座谈会。

通过跟业内医疗卫生信息化专家和"互联网＋医疗健康"领域相关平台负责人的交流，我对"互联网＋医疗健康"必须进一步创新，只能在创新中规范，有了更直观的认识。通过与有关部门的领导和负责同志的汇报交流，我对"互联网＋医疗健康"必须及时规范，必须在规范中创新，有了更深刻的认识。通过与关注这一领域发展的媒体朋友的交流，我们对这一领域发生的最新的、最尖锐的问题更加敏感，也能够更快速对行业动态作出思考、反馈和呼吁。所以本书关于"互联网＋医疗健康"发展的关键词就是"创新"和"规范"。第十章和第十二章就是分别围绕这两个关键词的一些分析。

本书第一部分是对"互联网＋医疗健康"的概念和基本理论的一个初步阐述。第二部分是对 2020 年以前，特别是 2018 年国务院有关文件出台后，我国"互联网＋医疗健康"，特别是"互联网＋"医疗服务领域发展的一个系统梳理。第三部分是对我国"互联网＋医疗健康"在经历了新冠疫情考验后发展的一个评述和展望。第四部分的很大一部分内容来自近几年我在报刊上撰写的评论文章和接受的主要采访。

以上是对为什么要关注"互联网＋医疗健康"，以及我个人为什么会在近几年特别关注"互联网＋医疗健康"发展的一个交代，作为本书的序言。当然，也希望各位关心和支持"互联网＋医疗健康"的读者朋友们，能够通过本书认识行业演进的内在机制，思考行业价值的变与不变，也期待和欢迎各位对本书提出宝贵意见，让我们共同为构建在规范中不断发展、在发展中持续创新的"互联网＋医疗健康"行业作出有益贡献。

# 目　录

# 第四部分　持续观察

# 引　言

党的十九大报告指出，"我国社会主要矛盾已经转化为人民日益增长的美好生活需要和不平衡不充分的发展之间的矛盾。"[1] 在医疗健康领域，表现为"为群众提供安全有效方便价廉的公共卫生和基本医疗服务"[2] 转化为"为人民群众提供全方位全周期健康服务"[3]。党的二十大报告在中国式现代化的新征程中进一步提出"把保障人民健康放在优先发展的战略位置，完善人民健康促进政策"，不断满足人民日益增长的健康需求，持续增进人民群众健康福祉。健康是促进人的全面发展的必然要求，是经济社会发展的基础条件，是民族昌盛和国家富强的重要标志，也是广大人民群众的共同追求。没有全民健康，就没有全面小康。[4] 人类健康是社会文明进步的基础[5]，人民健康是社会主义现代化的重要标志[6]。经过十多年的新医改，我国的医疗卫生和健康事业得到了很大发展，但是一方

① 习近平：《决胜全面建成小康社会　夺取新时代中国特色社会主义伟大胜利——在中国共产党第十九次全国代表大会上的报告》，人民出版社 2017 年版，第 11 页。
② 胡锦涛：《坚定不移沿着中国特色社会主义道路前进　为全面建成小康社会而奋斗——在中国共产党第十八次全国代表大会上的报告》，人民出版社 2012 年版，第 37 页。
③ 习近平：《决胜全面建成小康社会　夺取新时代中国特色社会主义伟大胜利——在中国共产党第十九次全国代表大会上的报告》，人民出版社 2017 年版，第 48 页。
④ 2014 年 12 月 13 日，习近平总书记在江苏调研时指出："没有全民健康，就没有全面小康。"
⑤ 2021 年 3 月 6 日，习近平总书记在参加全国政协十三届四次会议的医药卫生界、教育界联组会时指出："人民健康是社会文明进步的基础。"同年 6 月 2 日，习近平总书记在专家学者座谈会上指出："人类健康是社会文明进步的基础。"
⑥ 2021 年 3 月，习近平总书记在福建考察时强调："人民健康是社会主义现代化的重要标志。"

面，巨大的人口基数、老龄化趋势增加、居民健康意识提升等，都让医疗和健康需求日益增长；另一方面，医疗资源在城乡、区域、人群、医疗机构层级之间分配不均，且医疗人才培养周期长，短期内难以实现均衡发展。作为人民美好生活需求的重要组成部分，卫生健康领域还存在许多痛点和难点。利用互联网、大数据、人工智能等新技术、新方法来解决当前卫生健康领域的痛点和难点已经成为社会各界的共同期盼。在新冠疫情的过程中，我国医疗卫生体系的不足进一步凸显，特别是应对线下医疗受到限制的突发情况，推动"互联网＋医疗健康"发展，推广"互联网＋医疗健康"应用，越来越成为供给侧、需求侧和政策面的共识。

当今世界，信息技术革命日新月异，对国际政治、经济、文化、社会、军事等领域发展产生了深刻影响。互联网已经融入社会生活的方方面面，深刻改变了人们的生产和生活方式，越来越成为人们学习、工作、生活的新空间和获取公共服务的新平台。数字经济正在成为重组全球要素资源、重塑全球经济结构、改变全球竞争格局的关键力量。我国高度重视"互联网＋医疗健康"工作。习近平总书记指出，要坚持以人民为中心的发展思想，推进"互联网＋教育""互联网＋医疗""互联网＋文化"等，让百姓少跑腿、数据多跑路，不断提升公共服务均等化、普惠化、便捷化水平。新冠疫情发生后，习总书记在中央全面深化改革委员会第十四次会议上强调，要高度重视新一代信息技术在医药卫生领域的应用，重塑医药卫生管理和服务模式，优化资源配置、提升服务效率。

在政策层面，《"健康中国 2030"规划纲要》《关于积极推进"互联网＋"行动的指导意见》都对"互联网＋医疗健康"的发展作出了部署。2018 年 4 月，国务院办公厅印发《关于促进"互联网＋医疗健康"发展的意见》，明确了鼓励"互联网＋医疗健康"创新发展的大方向和具体内容，也指出了"互联网＋医疗健康"发展的规范要求。2018 年 7 月，国家卫生健康委员会（以下简称国家卫生健康委）、国家中医药管理局发布了《互联网诊疗管理办法（试行）》《互联网医院管理办法（试行）》《远程医疗服务管理规范（试行）》三个文件，为规范发展"互联网＋医疗健康"，特别是其中最受行业关注的互联网医疗，提供了政策原则和监管依据，标志着互联网医疗发展开始有了指导性规范。2021年10月，国家卫生健康委组织起草的《互联网诊疗监管细则（征求意见稿）》向社会公开征求意见，预示进一步规范互联网诊疗，促进互联网诊疗服务健康发展，保证医疗质量和医疗安全将有更具体、更可操作的规范。2022年2月，《互联网诊疗监管细则（试行）》由国家卫生健康委和国家中医药管理局联合发布并施行。

在行业层面，"互联网＋医疗健康"、医疗大数据、医疗人工智能等新兴科学技术蓬勃发展，已经成为下一个产业风口，受到业界的广泛关注。在需方层面，消费者的多元医疗健康消费需求正在加快释放，付费习惯正在逐渐形成。消费者迫切需要新技术、新业态、新方式来解决传统医疗健康领域的不足。在新冠疫情防控过程中，"互联网＋医疗健康"发挥了重要作用。在几乎全民都无法出门的背景下，中国许多老百姓完成了同互联网医疗的第一次亲密接触，互联网医疗用户的整体规模和渗透率达到了历史新高度。有人甚至曾断言，互联网医疗会像2003年非典后的电子商务那样，进入空前爆发期。

当前，我国经济正处在转型时期，促进经济高质量发展成为新的历史任务。在这样的大背景下，"互联网＋医疗健康"迎来难得的历史机遇期，其拥有更广阔的发展空间，可以发挥更多更大的作用。但同时，由于"互联网＋医疗健康"是新兴领域，医疗健康又是更具特殊性、复杂性的领域，"互联网＋医疗健康"的快速发展对监管提出了更高的要求。互联网医疗的医患分离进一步加剧了医患之间的信息不对称，线上虚拟等特点也让违规违法行为更为隐秘。如何对互联网医疗平台上产生的诊疗行为、电子处方、医疗质量、事故纠纷、隐私保护等进行规范，同时激励其不断创新，成为互联网医疗行业健康稳定发展的重要保障。我国现有的医疗监管体系以医疗机构为抓手，督导其落实医师管理、诊疗行为规范和医疗质量管理责任，但互联网医疗以新型组织模式出现，冲击了现有的监管抓手和属地监管原则。在网络空间，任何平台的信息传播都可能产生社会效应，因此对"互联网＋医疗健康"的监管，也并不能只是单纯的医疗健康服务监管。近几年，在互联网医疗快速发展的同时，一些"爆雷"事件也让其饱受质疑，互联网医疗陷入"松监管伤害患者权益、严监管扼杀创新"的困境。监管部门面临同样的挑战，陷入"放—乱—收—死"的循环。创新互联网医疗监管方式已经迫在眉睫。

"互联网＋医疗健康"作为重要的民生工程和数字经济的重要组成部分，也必须坚持促进发展和监管规范两手抓、两手都要硬，在发展中规范、在规范中发展 [①]。在大力推进信息网络工作安全和发展协调一致、齐头并进，以安全保发展、以发展促安全的大背景下，推动"互联网＋医疗健康"全面发展，处理好创新和规范的关系，在创新中规范，以规范促创新，成为决策层、业界和学术界共同面临的挑战。

---

① 2021年10月18日，习近平总书记在中央政治局第三十四次集体学习时就推动我国数字经济健康发展，强调"要规范数字经济发展，坚持促进发展和监管规范两手抓、两手都要硬，在发展中规范、在规范中发展"。

# 第一部分 基础

通过对概念理论和国际经验的分析，理解和掌握"互联网＋医疗健康"的基本情况，从理论和实践两个层面深刻认识"互联网＋医疗健康"的发展规律，为进一步推进我国"互联网＋医疗健康"发展提供决策参考，十分必要。

本部分一是梳理"互联网＋医疗健康"的基本理论和发展共性，包括概念、意义、价值来源、基本特征、经济影响和数据产权等，从而判断"互联网＋医疗健康"的发展趋势；二是梳理"互联网＋医疗健康"的国际经验，研究美国、欧盟等主要国家和地区发展"互联网＋医疗健康"的基本情况，重点比较西方发达国家在应用推广、互联网诊疗、医保支付、行业监管、成效研究等方面的发展进程，寻找"互联网＋医疗健康"的行业趋势和可参考经验。

# 第一章
# "互联网 + 医疗健康" 基本理论

## 一、"互联网 + 医疗健康" 的相关概念

狭义的"互联网 + 医疗健康",是指远程医疗在互联网技术时代的具体形式,以不同的远程传输技术为依托,进行诊断、护理、健康教育、医疗信息服务等活动。传输技术不同,远程医疗的表现形式也不同。互联网使得医患之间能够通过声音和视频通畅地交流,提高了远程医疗的效率和效果。随着新一代信息技术的不断进步,远程医疗也随之跟进发展,进而呈现多样化的应用场景和延伸服务。

从"野蛮生长"到规范化创新,在政策与行业的互动发展过程中,中国互联网医疗逐渐形成了具有鲜明价值底色和丰富应用内涵的概念定义。更广泛意义上的"互联网 + 医疗健康"涵盖了医疗信息化、"互联网 +"医疗、医疗人工智能、医疗大数据等多个维度,是信息化时代医疗健康要素与网络信息技术要素交互构成的一个活动集合。具体指借助互联网、物联网、大数据等信息技术的使用,实现个体健康全过程的覆盖,并与咨询、诊疗、康复、保健、预防等全流程深度融合而形成的一种新型业态的健康医疗服务体系。根据国务院办公厅《关于促进"互联网 + 医疗健康"发展的意见》的相关内容,在中国的政策环境下,"互联网 + 医疗健康"至少包括"互联网 +"医疗服务、"互联网 +"公共卫生服务、"互联网 +"家庭医生签约服务、"互联网 +"药品供应保障

服务、"互联网+"医疗保障结算服务、"互联网+"医学教育和科普服务、"互联网+"人工智能应用服务七个方面的内容。

总体上，本书在宏观环境和宏观政策的讨论中，针对的是更为广义的"互联网+医疗健康"，而对具体问题的讨论，根据当前行业的发展，重点聚焦在"互联网+"医疗，主要内容体现在"互联网+"医疗服务方面。当前，虽然我们已经明确了从以治疗为中心向以健康为中心转变的战略方向，但是"重治疗轻预防"的发展格局尚未得到根本性转变，以健康促进为导向的体系机制尚未完全建立，人民群众更重视生病后的治疗而不是未病先防。因此，在一定时期内，医疗仍然是医疗卫生和健康工作的重点，"互联网+"医疗服务是行业更为关注，也是投入更大、更有信心创新成功的领域。

| 狭义的"互联网+医疗健康" | | | |
|---|---|---|---|
| 电波 | 卫星 | 互联网 | 新的信息技术 |
| 广义的"互联网+医疗健康" | | | |
| 医疗服务 | 公共卫生 | 家医签约 | 药品 | 医保 | 教育、科普 | 人工智能 |

图 1-1 "互联网+医疗健康"的定义

"互联网+"医疗服务是以互联网为技术手段和平台载体，为患者、医生、医院、医药企业、医保和政府等相关主体提供在线健康教育、电子健康档案、医疗信息查询、电子处方及远程诊疗等多种形式的健康医疗服务和信息服务的新兴业态。它包含两个方面的内容：医疗互联网和互联网医疗。所谓医疗互联网，就是原有医疗健康服务加载互联网创新服务和管理，以提高效率和质量，一般以医疗健康服务机构为主体。从这一点来讲，医院信息化（医院信息系统 HIS、实验室信息系统 LIS，以及区域医疗信息平台等）就属于医疗互联网范畴。例如，发展医疗互联网的一个常见形式就是各个医院建立自己的医院网站为患者提供覆盖诊前、诊中、诊后的线上线下一体化医疗服务，也包括一些区域医疗卫生信息化建设，其中上海闵行区、福建厦门等地区较为典型。而所谓互联网医疗，就是基于互联网技术的医疗健康服务创新和模式创新，一般是以互联网企业为主体。例如，好大夫在线构建第三方互联网医疗平台，使得医生能够在平台上为患者提供会诊和管理服务。又如，丁香园是面向医生、医疗机构、医药从业者以及生命科学领域人士的专业性社会化网络，提供医学、医疗、药学、生命科学等相关领域的交流平台、专业知识、最新科研进展以及其他专业服务。腾讯、阿里等互联网巨头也都在开拓医疗健康领域的业务。

"医疗""卫生""健康"等名词，在学术讨论中都有相对清晰的概念和边界，在政策用语中一般也都有专门的所指。但由于这些概念本身高度相关的客观因素，以及我国特定的医疗卫生行政管理体制，在政策中也会出现这些名词的合并使用，比如"医疗卫生""卫生健康""医疗健康"。2018年成立的国家卫生健康委，首次正式使用"卫生健康"。同年出台的《关于促进"互联网＋医疗健康"发展的意见》首次使用了"医疗健康"。大致上讲，"医疗健康"的政策外延最广，既包括传统的以治疗为中心的医疗、医保、医药，也包括以健康为中心的公共卫生结合新时代的新内容。但在日常的讨论中，对这些名词混用的情况也有不少，需要结合具体内容和语境理解。本书也难免存在类似问题，如"互联网＋医疗健康"、"互联网＋"医疗服务、互联网医疗等的混用，请读者谅解。后文还会出现互联网诊疗、互联网医院等名词，具体定义请见附录。

## 二、发展"互联网＋医疗健康"的意义

信息不对称问题突出和需求的个性化、趋高性是医疗健康领域的重要特征，也是改革需要解决的难题。从互联网技术的基本特征角度看，互联网为缓解医疗信息不对称、合理配置医疗资源提供了有效技术手段。同时，随着融合智能化技术，基于诊疗病例和持续监测病患大数据，可以通过智能算法和数据挖掘带来更高效的诊疗决策，创新诊疗

方法。

从具体的功能上，"互联网 + 医疗健康"可以发挥三个层面的作用。

一是惠民。通过医院互联网化和远程诊疗等优化流程、创新服务，方便群众，降低患者求医问药的经济和时间成本。特别是通过非医疗环节的流程再造，可以毫无争议地提高服务效率和患者体验。上网寻医问药，只是"互联网 + 医疗健康"诸多功能中很小的一部分，"互联网 + 医疗健康"还可以带来其他便捷，比如有资质的医疗机构依法依程进行远程会诊，能解决一些不用见到病人本人就可以解决的问题；患者健康信息在一定范围内可以共享，节约成本。此外，"互联网 + 医疗健康"还能开展医疗大数据应用，对医学研究、医药开发、医保增效都有很大帮助。

二是赋能。一方面，赋能医院，通过在线学习、辅助诊断决策等提高医生水平；通过人工智能设备，提高医生做高难度手术、解决疑难杂症的水平；通过互联网工具，提供医生对患者进行预后管理的便捷平台。另一方面，赋能基层卫生，通过在线培训教育，提高基层医生能力和水平；通过人工智能辅助决策，提高基层诊断能力；通过远程诊疗解决基层解决不了的问题。落实强基层的卫生发展基本方针，关键是要提升基层服务能力，在基层引人难、留人难的客观困难下，"互联网 + 医疗健康"为基层卫生发展提供了一个有效可行的技术手段。

三是治理。互联网给治理带来了新的机遇和挑战。首先在治理结构上，互联网赋予"社会"巨大的功能，使得政府、市场、社会之间共建共治共享成为治理现代化的必然要求。其次在治理权力上，互联网更有助于形成组织的社群力，在行政权力、经济激励、领导力之后，为治理增加了新的力量。最后在治理手段上，互联网、大数据分析、人工智能等新技术为监管提供了高效的新方法。当然，互联网的发展也带来新的治理挑战，最突出的是平台垄断所导致的一系列问题，比如算法杀熟。特别是数据垄断后可能带来的数据资本主义，甚至数据帝国主义问题，已经引起学术界和政策层面的关注。

互联网还给卫生治理带来新机遇和新挑战。首先是政府监管的重塑。比如通过病患和家属在互联网平台上的竞争性选择和点评，可以调整、优化医生和医院的行为，乃至管理部门的行为，达到倒逼改革的效果；大数据管理可以促进健康的有效治理，提高群众获得感，是密切联系群众的重要渠道。其次是市场参与的重塑。当医生通过互联网平台提供服务，建立起自己的用户群，甚至形成个人或者医生团体的品牌时，医生的职业形态、医疗服务流程，甚至医疗组织形态也会慢慢发生变化，医疗管理的方式也必然要随之调整。最后是社会关系的重塑。比如通过缓解医患之间信息不对称，增进医患信任，减少医患矛盾等。

## 三、"互联网＋医疗健康"的价值来源：平台经济理论机制

互联网带来的一个突出价值是连接，通过信息互联互通，创造一个连接交易、促成交换的平台，从而发挥平台经济的价值。平台经济（Platform Economics）指的是一种虚拟或真实的交易场所，平台本身不生产产品，但可以通过促成双方或多方供求之间的交易，收取恰当的费用或赚取差价而获得收益。也就是说，平台经济提供的是一种市场载体。随着互联网技术的进步和应用推广，平台经济获得了更为广阔的发展空间，更多产品（包括信息、产品、服务）通过平台交易，特别是通过互联网平台，极大推动了市场交易和经济活力。

平台经济的根本目的是降低交易成本，促进交易。降低交易成本的过程，也是人类社会提高效率、推进现代化的过程。任何交易一般由三个环节组成，也就是搜寻、支付和交付。搜寻是指匹配供求双方的过程，这期间产生搜寻成本，也就是由于双方信息的不对称、不互通产生的供方寻找需方、需方寻找供方的信息成本。当交易双方匹配上之后，就进入支付环节，支付是指以双方相互认可的货币中介或方式进行结

算，这期间存在结算成本。支付完成之后，就是交付环节。在交付过程中，由于交易双方所属空间位置不同，因而存在物流成本；同时，因为可能出现"货不对版"的欺骗行为，供求双方需要对互联网信息的真实性，商品的真伪性提供额外证明，从而产生信任成本。

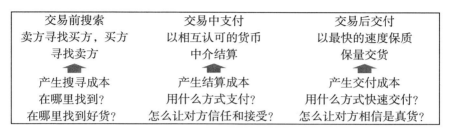

**图1-2　平台经济的三个环节**

互联网时代，平台经济的三个环节有了新的特点。从搜寻角度看，互联网平台利用互联网的优势可以整合供给信息和需求信息，利用大数据匹配相关信息，降低信息搜寻成本。但是当平台信息太多时也可能出现"信息过载"，导致用户在搜寻时无法高效找到有效信息，反而增加搜寻成本。所以互联网平台经济中，搜寻成本和信息量之间呈 U 型的曲线关系。从支付角度看，互联网虽然可以通过网络支付等降低支付成本，但支付所具备的货币功能天然地属于国家职能，所以必然不可能完全商业化，也必然不可能过于分散化，主要还是国家垄断行为。互联网虽然在一定程度上突破了时空限制，但是一些特定产品，主要是生产和消费不能分离的服务和无法通过物流手段传递到消费者手中的产品，比如理发，还是无法在互联网进行有效交易。可以通过物流运输的产品和服务就会存在物流成本，对普通商品而言，物流成本相对较低，而对有些服务和产品而言，物流成本相当高。所以当物流成本很高的时候，互联网医疗平台提供的产品和服务，就呈现很强的地域性，特别是对于服务类产品。互联网平台上的交易，一般不是一手交钱一手交货，支付和交付不同时进行，所以会存在对信息和产品真实性的担忧，增加信任成本。由此可见，互联网平台在降低搜寻成本的同时也可能增加交付成本，所以总体的交易成本可能是降低，也可能是升高。因此线上行为不一定总是提高效率的，这也正是电子商务领域随着线上交易的发展，逐渐回归线下，更多采用线上线下融合的原因。线上交易，是对交易环节各项成本权衡后的选择，所谓的"新零售"，在经济学本质上也是对交易环节成本权衡后的选择。

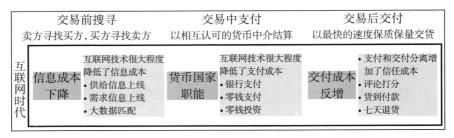

**图1-3 互联网平台经济的三个环节**

根据以上分析，在互联网平台经济中，市场和政府都需为降低三个环节的交易成本而做出应对。

对于市场而言，需要回答三个问题：一是如何降低搜寻成本？市场主体在互联网经济中，需要从单一渠道、单领域、单方面营销，转向全渠道、全域、全面营销，以期更大程度降低信息搜寻成本。二是如何降低结算成本？市场主体需要在特定的领域或区域推广更高效便捷的支付方式。三是如何降低交付成本？市场主体需要降低物流成本，通过品牌打造和质量追溯提高信任，降低信任成本。线上市场发展到一定程度时，需要对一些产品采取向线上线下融合（O2O）的方式。

对于政府而言，也需要回答这三个问题：一是怎么规制信息作假？政府需要立法，让互联网平台承担信息作假的责任，无论是平台作假，还是通过平台发布信息的企业作假。随着平台影响力的扩大，如何对平台的内容进行管理，成为互联网治理的重点任务。二是怎么保障结算安全？政府必须保障具备一定货币功能的网络支付方式的安全性，同时也必须保证企业承担支付业务的竞争性，避免出现企业垄断。三是怎么规制产品作假？同样，政府需要通过立法让平台承担相应的责任。

　　根据互联网平台经济的基本理论，互联网平台创新的变迁呈现以下几个特点：

　　第一，互联网最容易降低的是信息搜寻成本，因此，最早发展的互联网平台是包含丰富信息的泛在平台，比如一些门户网站。随着信息的增加，信息甄别的成本增加，给了聚焦特定领域、特定产品的精准平台发展的机会。精准平台是相对泛在平台而言的，精准平台侧重于某一或某几类特定的行业，定位于更加专业的领域，减少了无用信息出现的频次，有效降低了搜寻信息的成本。比如新闻类平台从新浪、搜狐等门户网站转向聚焦专业领域的和讯网、金融界；购物类平台从淘宝、京东转向聚焦品牌货的唯品会。

　　第二，从交付成本的角度，信息服务不需要交付，几乎没有交付成本，因此是最先发展的。这也是为何中国互联网创业先锋很多来自传统媒体。传统媒体转向互联网，提供门户信息服务，形成中国最早的互联网平台，比如新浪、搜狐。媒体专业人士和计算机专业人士成为互联网平台创新的两支主力军。然后是提供服务和产品，比如提供购物的淘宝、京东，提供服务的携程、大众点评。

　　第三，从交付的信任成本的角度，随着移动互联网的发展，互联网平台逐渐从泛在平台、精准平台走向社交平台，进而走向线上线下互动。信息类平台出现罗辑思维、掌门1对1等知识收费平台；购物类平

| | 泛在平台 | 精准平台 | 社交圈 | 新零售 |
|---|---|---|---|---|
| 信息 | 新浪、搜狐、58同城 | 和讯网、金融界、健康界、今日头条 | 逻辑思维、掌门1对1 | |
| 服务 | 携程、点评、智联、珍爱 | 平安好假期、拉勾网 | 走呗网、爱大厨 | 易淘食 |
| 产品 | 阿里、京东、苏宁 | 唯品会、本来生活、网易严选 | 拼多多、有赞、微拍堂 | 盒马生鲜、天猫小店、京东便利店 |

降低搜寻信息成本　→　降低交付信任成本　→

交付成本低　交付成本高

图1-4　互联网平台市场变迁过程

台涌现有赞、微拍堂等微平台，进而进入新零售时代，出现盒马鲜生、天猫小店等互联网平台的线下实体店。

## 四、医疗特殊性和互联网医疗的边界

在"互联网＋医疗健康"里，交易的双方指的是医疗信息、服务和产品的供求双方。对于市场而言，"互联网＋医疗健康"平台为双方提供了获得更多医疗信息和医学教育等的机会，提供了在医院便捷缴费结算节约时间的机会，提供了开展远程会诊、健康管理的机会，也就是提供了降低三类成本的机会。但是在"互联网＋医疗健康"发展过程中，政府需要为降低三个环节的交易成本做出一些特定安排。因为医疗健康有其特殊性，一是生命无价，人们在做医疗健康决策的时候，往往是有限理性，因为面对生死，人们很难做出理性决策和耐心地讨价还价。二是信息不对称，医生和患者的身份区别决定了双方掌握的信息是不对称的。不仅如此，很多时候，医生对患者病情的掌握也不是百分之百的，这也是一定程度上的信息模糊。三是医疗效果难以衡量，谁也无法保证一定能取得怎样的结果，医生和患者之间的契约是不完全契约，契约的执行有困难。四是医疗健康是个性化服务，非标准化产品，每个人都是不一样的，这也给契约的执行带来了困难。五是很多医疗服务是生产和消费不可分离的，比如手术。六是医疗健康不仅涉及每一个人，个人信息安全还涉及国家网络数据安全。

这些性质，其他产品或多或少也有，但是医疗健康和其他类产品的最主要区别是医疗健康具有所有这些性质，而且在程度上也最明显。这就决定了医疗健康在法律上是法无允许不可为，基本都需要审批准入，而不同于在可完全依赖市场的领域，是法无禁止即可为。比如医院、医生、药品、互联网医疗，如果没有相关规定，那叫停是有合理性的。审慎包容，要以保证安全有序为前提。

对于政府而言，首先要在搜寻环节保障信息的质量。互联网平台上鱼龙混杂的医疗广告，无异于谋财害命。这也正是医疗广告需要被监管的原因。其次要在产品交付环节保证医疗质量。但因为医疗质量这个结果很难保证，所以只能对过程进行监管，当时政策的监管重点是：一是不允许线上首诊；二是不允许处方药电商销售；三是对全流程进行监管。

所以，虽然《关于促进"互联网＋医疗健康"发展的意见》已经给出了很多利好市场的政策，但是仍有不少互联网从业人士觉得这个文件还不够"解渴"，和购物、餐饮、交通等领域的"互联网＋"相比，还有很多限制和禁区。比如，互联网医院必须依托医疗机构，在线开展的只能是部分常见病、慢性病复诊和处方，处方药还是不能线上销售，等等。

对于在互联网上开展一些咨询，不涉及医疗诊断治疗，不会产生医疗纠纷的，或者可以明确纠纷主体的，比如有资质的医院开展的远程医疗，应该是允许的。但是有可能产生医疗纠纷，又不能明确认定纠纷主体的，在目前还没有法律明确规定的情况下就是违规的。从政府的角度，不允许也是负责任的做法。

不管技术手段如何进步，互联网医疗的本质跟线下医疗一样，是解除或缓解患者的病痛，维护和促进大众的健康。同时，不能带来更大的问题。

总体上说，医疗互联网基本没什么问题，鼓励医疗机构应用互联网、大数据拓展服务，全流程线上线下一体，依托医疗机构发展互联网医院。互联网医疗最受市场关注的，一个是是否可以首诊，另一个是处方药电子商务。从市场角度讲，这是最有市场空间的，有相应审慎的规定。

根据互联网平台经济的基本理论和医疗健康的产品特性，"互联网＋医疗健康"平台创新的变迁呈现以下几个特点：

第一，最早发展的"互联网＋医疗健康"平台也是包含丰富内容的泛在信息平台，比如健康界等带有媒体功能的平台。但是由于医疗的专业性，医疗健康领域人们最关注的还是医疗健康服务，因此涌现出服务患者和服务医生的精准信息平台。

第二，从交付成本的角度，信息服务平台同样在发展，包括新闻类、挂号类、咨询类。媒体专业人士、医疗专业人士和计算机专业人士三支主力军撑起了"互联网＋医疗健康"的创业。产品类平台跟电子商务几乎是同步的，只是从一开始就受到了严格的监管。

| | | | 泛在平台 | 精准平台 | 社交圈 | 平台联合医院 | 医院信息化 |
|---|---|---|---|---|---|---|---|
| 信息 | 服务医生 | | | | | | |
| | 服务患者 | | | | | | |
| 服务 | 技术（非医疗服务） | 挂号 | | | | | |
| | | 支付 | | | | | |
| | | 管理 | | | | | |
| | 医疗服务 | 首诊 | | | | | |
| | | 会诊 | | | | | |
| | | 管理 | | | | | |
| 产品 | 非处方药 | | | | | | |
| | 处方药 | | | | | | |
| | 保险 | | | | | | |

上方标注：媒体人驱动 互联网医疗 技术人驱动 医疗互联网 专业人驱动

左侧标注：监督加强、难度增加

图 1-5 "互联网＋医疗健康"平台的市场创新

注：首诊在泛在平台、精准平台、社交圈为灰色，意为不允许开展线上首诊。

第三，由于医疗的特殊性，包括监管上的要求，以及需求的地域性特征，"互联网＋医疗健康"的服务和产品类平台，在线上问诊业务发展一段时间后，很快进入了线上线下融合，我们姑且也称之为"新医疗"。

## 五、"互联网＋医疗健康"的经济影响

对于引入"互联网＋医疗健康"对供给、需求和患者行为的基本影响，可以采用经济学中的比较静态分析来简单描述。一般意义上，消费者（患者）的需求量随着价格的上升而降低，如 D1 所示；医疗服务的供给量则随着价格的上升而增加，如 S1 所示。在互联网引入以前，医疗服务的供给和需求在 P1 和 Q1 点实现了均衡。

当互联网引入后，短期内能够增加医疗服务供给，使供给曲线从 S1 移动至 S2。且由于"互联网＋"医疗服务的资源有限，当价格提升

到一定幅度后，能够增加的供给量相对有限，因此 S2 曲线斜率先小后大，即供给弹性先大后小，呈现凹曲线的形态。此时 D1 和 S2 形成了均衡价格 P2 和均衡数量 Q2。

互联网的引入也同时会引起需求的增加，即 D1 向右平移至 D2，此时 D2 和 S2 形成了一个新的均衡。均衡量从 Q1 上升到 Q2，但均衡价格的变动却不确定，新的均衡价格 P3 可能会小于 P1。当然，由于医疗的特殊性，看病也会形成一种习惯，导致消费者偏好发生改变，即同一价格水平消费者的需求量增加，这体现在需求曲线斜率的变化上，需求曲线由 D2 变动到 D3，此时均衡价格为 P4，均衡数量为 Q4，因此互联网的引入可能会导致整体卫生费用的上升。这一结果得出的启示是，在推动"互联网＋医疗健康"的同时，需要考虑可能对医疗卫生总费用，特别是医保基金的负担和家庭的负担。

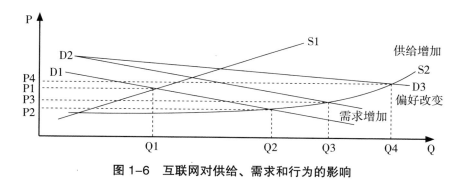

图 1-6　互联网对供给、需求和行为的影响

## 六、医疗健康大数据产权挑战

随着信息时代的到来，数据作为一种重要的资源，已经越来越被人们所重视。一方面，数据改革生产方式，为人们的生活带来便捷，如根据浏览历史智能推荐产品、通过信息调节市场的供给需求行为解决传统市场滞后性。另一方面，数据作为新兴资本，对其法律规制不完善带来潜在风险，如大量的数据垄断企业。数据的垄断将提高行业壁垒，降低市场效率，助长数据资本主义的蔓延。

数据信息是一把双刃剑。数据到底会用于社会福利的改善，还是成为"数据资本"掠夺财富的工具，主要取决于两点：一是数据的产权，二是市场的规模。要想让大数据充分发挥其促进生产消费的作用，必须有完善的数据产权制度作保障。中共十九届四中全会提出，健全劳动、资本、土地、知识、技术、管理、数据等生产要素由市场评价贡献、按贡献决定报酬的机制。2020 年 4 月，中共中央、国务院发布的《关于构建更加完善的要素市场化配置体制机制的意见》将数据作为一种新型生产要素写入其中，与土地、劳动力、资本、技术等传统要素并列，明确要求加快培育数据要素市场，推进政府数据开放共享、提升社会数据资源价值、加强数据资源整合和安全保护。这些工作的推动，都涉及数据产权的界定。

医疗健康大数据的特征，一是使用非排他性，也就是一个人对数据的使用不影响其他人对同一数据的使用；二是价值非线性，也就是数据集合的价值大于单个数据价值的加总。

医疗大数据的产权如果都归个人所有，那就无法发展大数据，而个人只拥有自己的数据用处也不大，且开发企业不能获益的话，也会缺乏开发使用的动力，发挥不了应有的作用。医疗大数据的产权如果都归开发者所有，那也会出现数据安全、数据垄断等问题。所以需要建立国家统筹、个人授权、企业投入，分享大数据价值的机制。

## 七、"互联网 + 医疗健康"的发展趋势

从理论上讲，互联网医疗发展有三大融合趋势。

第一，信息与服务的融合。传统的互联网平台行业盈利模式都是从信息类产品到服务类产品。所有行业的互联网平台基本都是从信息产品开始的，因为信息作为一个几乎零成本的产品，对互联网公司没有太多的要求，准入门槛比较低。另外，由于信息产品不需要支付和交付，大大降低了交付成本，而信息产品公司的盈利来源基本都是由投放广告的

广告费和对客户公司的信息过滤费组成的，信息产品的受众和支付者是分离的。

不过，这种模式看似节约了交付成本，实际当一些平台屏蔽过滤掉某些信息时，用户只能转向其他平台进行搜寻，不同的平台会出现大量的重复信息，这会使用户的搜寻成本上升，从而导致互联网跨越时空、降低信息搜寻成本这一优势的丧失。

出现这一情况之后，互联网平台的发展趋势大概分为泛化向精准化发展和信息类产品向服务类产品发展这两大趋势。精准平台定位于更加专业的领域，减少了无用信息出现的频次，有效降低了搜寻信息的成本。服务类产品平台主要是在平台中加入了贸易多方的互动功能，在信息类产品平台中，用户只能通过自己检索技巧的提升来达到更加高效的信息搜寻。而在服务类产品平台中，用户可以从其他用户、商家或者其他知情者那里了解到所需信息的真实性和有效性，从而得到更加准确的信息和更好的服务。但服务类产品存在着增加交付成本的风险。交付成本由物流成本和信任成本组成，在互联网服务类产品中，物流成本很低，所以增加的风险主要是信任成本。在信任成本增加的同时，服务类产品相较于信息类产品，信息的丰富度更高，维度也更多元化，所以一定程度上降低了搜寻成本。

互联网医疗平台主要涉及信息类和服务类产品，信息类的主要表现形式为纯媒体类的互联网医疗平台，这一类平台的主要做法是将医疗行业相关的信息汇总起来推向大众，从而达到由大众向公立医院引流的作用。服务类的主要表现为由公立医院分割出部分资源，通过相应的平台给予患者线上服务，并通过交流反馈机制为之后的客户提供更加详细的信息。

综上，无论是普通的互联网平台或是互联网医疗平台，对不同人群的信息服务从模糊到精准定位，总体的趋势是信息和服务的融合，信息更加精准化、个性化。

第二，规模经济和范围经济的融合。规模经济是指通过扩大生产规模而引起经济效益增长的现象。在互联网平台经济中，规模经济追求的是能获取最佳经济效益的用户数量，而不是传统经济学中的生产规模，用户数量越多，给互联网医疗平台带来的潜在业务量就越大，潜在的收益就越高。

范围经济是指由厂商的范围而非规模带来的经济，即当同时生产两种产品的费用低于分别生产每种产品所需成本的总和时，所存在的状况就被称为范围经济。只要把两种或更多的产品合并在一起生产比分开来生产的成本要低，就会存在范围经济。在互联网平台经济中，范围经济体现在产品的多样性上，针对固定人群，使用相同或者相似的技术去开发新的产品，从而摊薄开发端的固定成本，扩大企业收益。

第三，生产端和销售端的融合。在传统的行业中，延伸产业链是比较常见的扩大企业利润的方法，而延伸产业链的终点就是生产端与销售端的融合。互联网最早发挥作用的几乎都是在流通环节。互联网平台是整个互联网经济发展的早期主要形态，正在逐渐向生产环节延伸，推动实现生产端和销售端的融合。互联网医疗的生产端指的是互联网医疗产品线上的开发、应用和线下的医疗服务，销售端主要是产品的推送和推广，这里的产品包括线上的信息类产品也包括线下的服务类产品。销售端积累了市场需求和产品信息，通过数据共享和分析的机制，可以将信息逆向传递到生产端，从而更加有效地调整产品的类型和产量。

在信息类产品中，互联网医疗平台可以利用技术优势很好地通过其反馈机制将信息传递给产品开发人员，做出及时调整。而在线下的服务类产品中，互联网医疗平台还处于发展的初级阶段，互联网医疗平台想要渗透到医疗的供给侧需要相当一段时间。受制于传统医疗的固有流程，新型的线上模式有待进一步开发，医疗作为一种低频刚需的产品，有必要做成专业定制化的模式，而互联网的天敌恰恰是低频、个性化。所以需要在销售端进行市场细分，发挥互联网的信息优势，把有相同特殊需求的用户进行整合，集中推送，根据同一群体做出个性化的模式，即既不做大一统的统一模式，也不做细化到个人的定制化模式。

从互联网发展实践看，互联网和各个传统行业的结合，或者说互联网在传统行业的应用推广，基本上都可以分为三个阶段：一是纯信息平台阶段，例如，互联网和新闻结合，产生了新浪网；二是流程再造阶段，例如，互联网和商业下单流程结合，产生了淘宝网，互联网和同一仓储配送结合，产生了京东；三是智能化阶段，例如地理信息、出行大数据和汽车结合，产生自动驾驶汽车。

在发展广度上，互联网和医疗健康的结合，也可以对应分为三个阶段：

一是单纯信息平台阶段：互联网上出现疾病科普知识、医院医生执业信息，供患者查询、参考。

二是流程再造阶段：患者、医生可以在网上互动，患者提出需求，医生提供线上服务。初期以咨询为主，分为图文、语音、视频三种形式；之后开始涉及轻度的诊疗，如诊后患者的线上疾病管理（根据疾病不同，分为出院康复管理、慢病管理、健康管理），以及医生和医生之间的专业讨论（会诊、病例讨论、指导教学）。

三是医疗应用乃至智能化阶段：通过互联网进行线上诊断。目前互联网医疗处于这个阶段的起步阶段，一些关键问题还没有解决。随着诊疗大数据积累和机器学习技术的发展，一部分标准化的诊断、治疗方案出具流程，逐渐被人工智能机器人取代，如放射影像读片、病理读片等。

在发展深度上，"互联网+医疗健康"将有六个发展趋势，具体如下：

一是向"新医疗"发展。随着"互联网+医疗健康"平台本身的发展，以及新的互联网医院规范的出台，互联网医疗健康的线上线下结合，会成为一个主要的方向。

二是和人工智能结合。人工智能既是"互联网+医疗健康"在流通领域的升级，也是其向生产领域延伸的主要手段。人工智能已经成为很多"互联网+医疗健康"平台的必选项之一，但投资大、风险大，大平台更具有优势。

三是和物联网结合。用互联网和物联网技术手段优化诊疗流程，在空间上将诊疗流程拓展到医院外，在时间上缩短诊疗流程，代表了信息化时代医疗服务和管理走向高质量发展的一个必然方向。结合物联网可以让互联网的作用发挥得更极致，但是需要基础设施建设，发达地区更有机会。

四是人机互动。当前的"互联网＋医疗健康"，仍然以看病、查病为主，随着以健康为中心的理念、制度，以及服务模式的建立，每个人都将更多地参与到自我健康中，个人和人工智能机器之间将形成互动。在每个人的健康数据里，将有很大一个部分是自己负责管理的。患者参与管理，是从医疗服务走向健康服务的过程当中必须考虑的问题。

五是垂直整合。由消费互联网向生产互联网延伸，形成价值链闭环，这是互联网发展的一个重要趋势。医疗健康领域也需要通过价值链形成闭环，以提高效率和效果。随着越来越多的医院上线提供服务，原有的"互联网＋医疗健康"平台也越来越多和医疗机构结合，必然带动医疗生产和流通领域的联动。目前"互联网＋医疗健康"平台和药企的结合，就是一个重要的现象。

六是跨界融合。医疗健康服务是刚需，但除了对特定人群，并不高频，甚至是低频的。对于低频刚需类服务，用户黏性相对较差，在互联

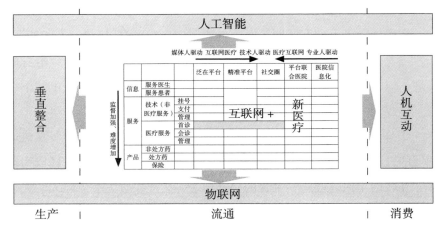

图 1-7　"互联网＋医疗健康"的发展预测

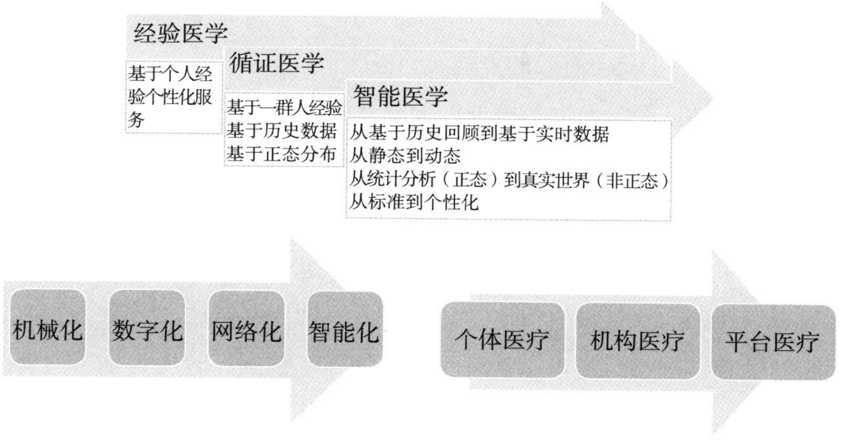

**图1-8 未来医疗发展的特点**

网时代，随着规模扩大到一定程度，规模经济的作用发挥得差不多后，就会缺乏成长空间，需要整合更多其他服务，提高整体的消费频率，以增加用户黏性。

互联网对医疗健康行业将会产生更深刻的影响，随着互联网和大数据的发展，可以预期未来的医疗发展实践可能呈现以下三个特点：

一是医疗设施从网络化走向智能化。从传统医疗到现代医疗，医疗设施经历了机械化过程，从完全靠人力到依靠机械设备。现代医疗在信息化时代，又经历了从机械化到数字化和从数字化到网络化两个过程，经历了不用手抄记录和全院联动的过程。未来将从网络化走向智能化，特别是随着网络传输技术的发展，进入5G时代万物互联。

二是医疗服务从机构医疗转向平台医疗。从传统医疗到现代医疗的另一个重要标志是医疗服务从个人服务转变为机构服务，出现了可以联合作战、集团作战的医院，不仅发挥服务量增加的规模经济，也发挥不同专科配合的范围经济。医疗最早都是个体医疗，医生背一个药箱，后来有了现代医院，即所谓的机构医疗。随着"互联网＋医疗健康"平台的发展，更多的患者可以在平台上搜寻信息、咨询和接受服务，也有更多的医生，甚至医院在平台上发布信息、提供服务，进一步发挥规模经济和范围经济。未来应该是一个平台医疗的时代，所有的医生、所有的医院加载到平台上是更有效的方式。

三是从循证医学发展为智能医院。从传统医疗到现代医疗的第三个标志是从经验医学转变为循证医学。经验医学的好处是可以提供个性化服务，劣势是全凭个人经验。循证医学在一定意义上也是经验医学，只不过是基于一群人的经验，但终究是基于历史数据，在一定分布假设下的概率选择，而且很难提供个性化的服务。随着互联网、大数据和人工智能的发展，医学研究可以从基于历史的样本数据，转变为基于实施的总体大数据，从静态分析转变为动态分析，从基于特定分布假设的统计分析转变为真实世界的分析，同时也能恢复个性化服务。

# 第二章
# "互联网 + 医疗健康" 发展国际经验

## 一、欧盟国家的政策演进

由于世界各国互联网医疗的发展都处于探索起步阶段，其管理政策亦处于探索阶段。有机构对欧盟 18 个国家的互联网医疗政策进行了调研，参与学者将一个国家的互联网医疗政策分为五个阶段：初始阶段、起步阶段、发展阶段、成熟阶段、优化阶段（见图 2-1）。初始阶段是指一个国家的互联网医疗应用处于起步时期，国家尚未将互联网医疗政策纳入其整体的规划中。起步阶段是指互联网医疗得到了局部的应用，政府也在通过试点等方式探索互联网医疗政策。发展阶段是指互联网医

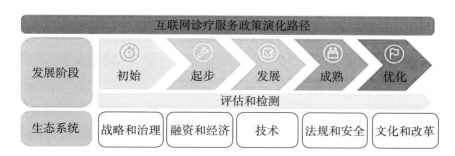

**图 2-1　互联网诊疗服务政策演化路径**

资料来源：Carrasqueiro et al., *Report on EU state of play on telemedicine services and uptake recommendations*, 2017, https: //ec.europa.eu/health/sites/health/files/ehealth/docs/ev_20171128_co09_en.pdf.

疗得到了广泛应用，政府正在制定全国性的互联网医疗政策。成熟阶段是指政府已经形成较为成熟的互联网医疗政策。

调查结果显示，接近90%的国家的互联网医疗政策处于初始、起步或者发展阶段，其中60%左右处于起步阶段。由此可见，对于作为一个新兴技术领域的互联网医疗，欧盟各个国家在政策层面的反应没有完全跟上技术的发展。

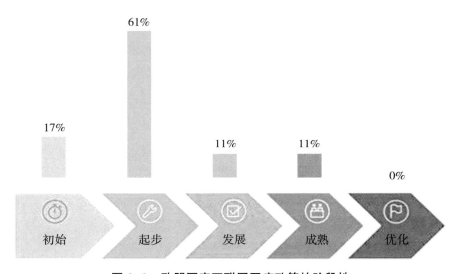

图 2-2　欧盟国家互联网医疗政策的阶段性

资料来源：Carrasqueiro et al., *Report on EU state of play on telemedicine services and uptake recommendations*, 2017，https：//ec.europa.eu/health/sites/health/files/ehealth/docs/ev_20171128_co09_en.pdf.

## 二、美国的"互联网 + 医疗"发展

美国作为互联网的主力军，同样也是当今全球互联网医疗的领跑者，其先进的医疗技术和完善的医疗保健体系，使其互联网医疗得到了一定程度的普及，前期的远程问诊与跟踪监测、中期的远程诊疗和后期的诊后服务都发展较快，且医生个体可以自由执业，同时由于其医疗具有完善的保险保障等特点，美国在互联网医疗领域的发展历程与现状值

得学习与借鉴。

美国医学院协会 2016 年预计，美国随着国内现职医生退休、可负担医疗法案生效等不利因素的出现，将面临近 10 万在职医生的短缺。同时据有关研究公司预测，到 2025 年，全美将出现 3.1 万初级保健医生的缺口。与此同时，老年病、慢性病患者数量不断增加，医疗成本居高不下，预约医生等待时间长等也时刻困扰着线下医疗。这些问题促使互联网远程医疗蓬勃发展。

随着现代通信科技的发展，人们越来越开始关注用"互联网 + 医疗"（在美国更主要是指远程医疗）的方式来应对人口老龄化、疾病谱变迁、医疗资源分布不均等问题的挑战。2016 年，《新英格兰医学杂志》（*The New England Journal of Medicine*）发表了 Dorsey ER 和 Topol EJ 对美国远程医疗发展趋势的介绍。他们指出，三大有相互联系的趋势构成了现有远程医疗的轮廓。第一大趋势：远程医疗的广泛应用扩大了医疗服务可及性并可能最终降低医疗服务的成本；第二大趋势：远程医疗从应对急重病例扩展到包括处理发作性的和慢性的病例；第三大趋势：远程医疗正在从医院和附属诊所扩大到家庭和可移动医疗设备的运用上。

Dorsey ER 和 Topol EJ 在文章中还讨论了互联网医疗未来的应用，他们指出，互联网医疗将继续保持增长的趋势，并且在未来十年继续发展壮大。越来越多的互联网医疗付费模式将为互联网医疗的成长提供肥沃的土壤。家庭关系的疏远、核心家庭迁移的增加，以及老年人强烈的要住在自己的家中的愿望，这一系列的问题，都会导致越来越多的人要照顾与他们分居两地的年迈的父母。这些对互联网技术比较在行的新一代，对互联网医疗的需求就会很大，他们希望通过这种方式照顾他们的父母，远程监控他们父母的健康状况，并且能够方便地通过电信手段与他们父母的医生进行交流和沟通。早期对电信通信技术精通的人群少，对互联网医疗认可的人群也相对少，随着互联网技术的普及，对互联网医疗的实用性开始认可的人群越来越多。这种医疗模式提高了患者和医生双方的满意度，并且在某些情况下，成为全方位医疗的一个重要组成部分，并提高了医疗的质量。

  在美国，互联网医疗的相关政策也处于探索中。联邦政府和各个州对互联网医疗（远程医疗）的政策法规显著不同。这些不同的政策反映出立法界、学术界和医学界对互联网医疗和远程医疗的不同认识。

  在联邦政府层面，美国老年医疗（Medicare）对互联网医疗，主要是对远程医疗的支付政策有较为明确的规定。考虑到互联网医疗在解决居民就医可及性上的作用，老年医疗将能够报销的群体限定在非大都市统计区的居民或医生资源短缺地区的居民，一般城市地区的居民使用互联网医疗，老年医疗并不给予支付。并且老年医疗对互联网医疗的形式也有着明确的规定。远程医疗的发起方包括：医院、医生办公室、诊所、护理中心、社区精神卫生所等。如果在家中使用互联网医疗，老年医疗将不给予支付；互联网医疗服务的提供方包括：医生、医生助理、护士、护师、心理咨询师、营养师等。老年医疗对远程医疗的支付范围相对较小，也体现出联邦政府层面对远程医疗更为谨慎的态度。

  在州层面，各个州对互联网医疗的态度有显著的差异。[①]有 35 个州立法要求私人医疗保险必须覆盖远程医疗，并且与线下医疗同等对待。但是，另外 11 个州则没有相关法律。虽然各州医疗补助（Medicaid）都将互联网医疗纳入报销服务，但是在政策细节方面差距较大。首先，政策差距体现在报销范围。对于实时音频或视频交互式对话（real-time interactive telecommunications）类互联网医疗服务，除了马萨诸塞州以外，所有州都明确将之纳入服务包中，但对疾病类型限制不同。例如，新泽西州只报销精神类互联网医疗服务，加利福尼亚州报销大部分专科的互联网医疗服务。对于存储—传送—诊断（store-and-forward）服务，只有 15 个州的医疗补助报销，分别是阿拉斯加州、亚利桑那州、康涅狄格州、加利福尼亚州、佐治亚州、伊利诺伊州、马里兰州、明尼苏达

---

①  各个州的情况介绍主要来自 CCHP's comprehensive assessment and compendium of state Medicaid telehealth policies and laws covers all fifty states and the District of Columbia. http：//www.cchpca.org/state-telehealth-laws-and-reimbursement-policies-report.

州、密苏里州、新墨西哥州、内华达州、俄克拉荷马州、弗吉尼亚州、华盛顿州。对于远程健康监控（remote patient monitoring）服务，则有20个州将其纳入服务包中，但是普遍将其限制在家庭护理服务中并且限制疾病类型，例如充血性心力衰竭、哮喘、糖尿病等。

各个州的医疗补助也对远程医疗发起地点和报销人群有明确的规定。所有州都明确不再遵循老年医疗中要求报销范围是非大都市统计区的居民或医生资源短缺的地区。这也就意味着城市地区的穷人参保者也能享受医疗补助对互联网医疗服务的支付。医疗补助也明确互联网医疗发起地点，常见的发起地点包括：医院、医生办公室、诊所、护理中心、社区精神卫生所、农村卫生诊所等。值得注意的是，美国有10个州（特拉华州、科罗拉多州、明尼苏达州、密歇根州、马里兰州、密苏里州、纽约州，得克萨斯州、华盛顿州、怀俄明州）已经明确居家环境可以是互联网医疗的发起点，有16个州明确学校可以是互联网医疗的发起点。这样的规定表示，医疗补助已经扩展了互联网医疗的发起地点。特别是将居家环境作为互联网医疗的发起点是考虑到越来越多的慢性疾病的防控是在居家环境中完成的。

在美国，医师执业往往是以州为单位的。因此，互联网医疗的执业资格也延续了这样的鼓励模式。除了亚拉巴马州、路易斯安那州、缅因州、明尼苏达州、新墨西哥州、俄亥俄州、田纳西州、得克萨斯州会给本州以外的医生发放特殊互联网医疗执照，其他多数州要求提供互联网医疗必须要有本州的医师执业执照，并且大多数州都要求在互联网医疗前患者需要签署知情同意书。

互联网医疗的其他问题，如互联网医疗是只提供网上咨询还是可以进行网上诊断、互联网平台是否支持医生网上开处方药品等，也引发了一些争论。对于网上服务是否纳入医保，支持方认为能够提供便捷性，且降低医疗费用，反对方认为服务没有得到很好的评价，可能出现浪费。

由于在美国互联网医疗大多数发生在医疗机构，因此现有的监管政策主要针对远程医疗。除了远程医疗以外，更多的互联网医疗行为是在互联网平台上的咨询服务。虽然这些服务名义上是咨询，但是也涉及用药、治疗等内容，在美国医疗监管范围中也处于空白区域。监管空白在一定程度上反映出新科技和传统法规的冲突。"一刀切"的关闭做法可能会导致患者福利的损失。有研究发现，在互联网上与医生的沟通能够给慢性病患者提供健康改善。为了实现询证决策，美国老年医疗正在开展远程医疗和互联网医疗的大规模干预实验，期望对远程医疗和互联网医疗进行全面的评估。[①]

对于是否能够线上开药，各州的政策细节差距巨大。比如康涅狄格州只规定了在互联网上不能开联邦政府管制药品，但是对于处方药并没有明确的规定。加利福尼亚州则规定在没有事前的检查和诊断的情况下，医生不能通过互联网医疗给患者开药。更多州，如俄勒冈州、俄亥俄州等，则要求医生和患者必须建立正式的医生患者关系，仅仅依靠患者主诉和患者病案历史来建立医患关系是不够的。这也表明，如果互联网医疗能够提供明确的检查和诊断，在线开药则可能是允许的。还有一些州对此没有明确的规定，如纽约州。但即使在这些没有明确规定的州，州政府也会强调在没有事前的检查和诊断的情况下，不提倡医生通过互联网开药。

美国医学会认为，在提供远程医疗服务之前，必须建立有效的医患关系，方法是：（1）面对面检查（这里应该是指线上的面对面，比如实时视频），如果面对面检查是相同服务不使用远程医疗提供时所要求的；（2）向另一位与该患者有持续医患关系的医师进行咨询，已建立有效医患关系的医师必须同意监督患者的护理；（3）达到由主要医学专业学会（如放射学和病理学）制定的以远程医疗为基础的循证临床实践指南的一部分中关于建立医患关系的相关标准。（对于事前必须建立有效医患关系的）例外情形包括随叫随到，交叉覆盖的情况；紧急医疗；以及其

---

① 美国老年医疗政策内容可以参考 https://www.cms.gov/training-education/medicare-learning-network/resources-training.

他已经被认定为符合或提升医护标准的例外情况。如果没有医疗之家，远程医疗提供者应该协助找到医疗之家和治疗医生，以便在那里可以提供配合远程医疗服务的现场服务。[①]

## 三、医生在线点评

随着全球各地医生在线网站的蓬勃发展，患者可以通过这些在线平台对为其服务的医生以量化和非量化两种形式进行在线评价。研究发现，这种评价可以很好地反映医生的服务质量，部分地解决医患之间信息不对称的问题；也会使患者改变自己的就医选择，低质量的医院的市场份额会下降，从而促使医院提升自身的服务水平。

在英国，其国家医疗服务体系 2007 年就建立并运行了医生评分网站，挂在国家医疗服务网站上的医生，有 61% 被评论过；在德国，2010 年德国最大的医疗保险公司 AOK 建立了全国性的患者对医生的评分系统 Arzt-Navi，2012 年有数据显示 37% 的医生被在线评论过，另外一项调查显示，32% 的受访者听说过医生评论网站，25% 的受访者表示已经用这类网站寻找医生了；在美国，有 17% 的医生被在线评论过，2012 年的一项调查显示 59% 的受访者认为对医生的在线评论很有用，19% 的受访者认为这些在线评论非常有用，越来越多的患者开始利用这些在线评论网站查看医生的质量；在荷兰，大约三分之一的荷兰居民搜索过医生的评论信息。

但在美国，医生在线点评系统存在一定的争议，以政府、保险公司为代表的支持方认为，患者对医生的评分有利于建立对医生的评价，减少医疗方面的信息不对称，同时很多研究指出对医生的网上评价能正确反映医生的能力。而以医生协会为代表的反对方认为网上对医生的评价

---

① 50-state survey: Establishment of a patient-physician relationship via telemedicine, Advocacy resource Center.https://www.ama-assn.org/system/files/2018-10/ama-chart-telemedicine-patient-physician-relationship.pdf.

可能是不负责任的，并不能反映医生的真实水平，假如建立医生评分网站，医生可能会因为自己的评分系统的保险性，拒绝医疗效果不好的重症病人，而去挑选疗效明显易治愈的病人，并且医生可能会努力提高病人看得到的服务的质量，降低其他方面的质量。所以，美国联邦医疗保险暨补助服务中心（CMS）的医疗信息平台至今还不支持对医生进行评分。

## 四、小结

结合《卫生事务》（*Health Affair*）2018 年发表的关于美国互联网医疗发展的专刊的内容，总体而言，包括美国在内的发达国家，对"互联网＋医疗健康"的政策体系还没有完善，都是在探索中前进，在创新中发展。

从互联网医疗的作用看，主要体现在三个方面：一是补充不足，有可能提升医疗服务可及性，特别是在农村和缺乏医疗资源的城镇地区。二是提高效果，比如家庭远程监护降低了全因死亡率和心力衰竭的概率，远程分诊可用于安全有效地管理紧急主诉，以学校为基础的远程医疗计划有助于在疾病暴发之前对其进行识别，等等。三是降低成本，比如减少新生儿复苏转院，进而避免新生儿家人去很远的地方就医，增加社区医院收入，并消除与转院相关的风险；使用远程急诊医师，降低对线下急诊部门本地医生的需求，急诊人员费用也会有所下降。

从推进的影响因素看，首先，不同的科室使用"互联网＋"医疗的程度和成效并不一样，需要有相应的激励，特别是对患者的激励，要让他们感受到互联网医疗对他们的作用，使他们愿意在网上接受远程的医疗服务。此外，医生使用网上远程医疗的也并不普遍，作为互联网医疗平台的主要供给单元，要给予医生相应的激励，以确保他们愿意长期使用和合作。

其次，支付方式的引导，也会导致不同人群的使用率不同，比如美国鼓励穷人医疗救助保险对贫困人群和偏远农村地区人群的远程医疗进行报销，在大城市地区，远程医疗就诊主要是直接面向消费者的服务，由执业护士或医师助理提供，并由商业保险支付。非大都市的远程医疗，主要是医生向社会保险覆盖人群提供实时的（提供者发起）服务。实际上，对于医保支付的一些具体操作，还并不成熟。

对于在线首诊，不同的地方对不同的专科有不同的规定，总体都还在探索中。而在线处方，美国几乎所有州都允许了，但是对于在线处方必须是已经确立的医患关系这个前提条件，不同州又有不同的理解。

虽然各个国家的互联网医疗监管政策有明显的差异，但是也呈现一些共同的趋势。这些趋势可以为完善我国互联网医疗监管政策提供参考。

一是坚持线上线下一致原则。在绝大多数发达国家的实践中，监管部门把建立医患关系视作互联网医疗服务监管的核心。在这一原则下，监管部门要求在诊疗服务中，只有当医师确信，通过互联网获取的信息和线下面诊获取的信息相同，并足以支撑做出和线下面诊时相同的诊断、给出相同的处置意见时，才能继续诊疗行为。否则，医师应该立即终止当次互联网诊疗，并建议患者到线下医疗机构面诊。同样，基于线上线下一致原则，一些国家参考线下诊疗的规范，对患者知情同意、病历系统、质量安全控制进行规定。

二是适度放松管制，以鼓励互联网医疗发展。创新必然要求适度放松管制。以是否允许首诊为例，2017年5月27日，美国得克萨斯州州长通过了该州的互联网医疗立法法案（即参议院法案SB1107及众议院法案HB2697），废除了互联网医疗不能进行初诊的规定，成为全美50个州中最后一个废除此项规定的州。但是，绝大多数州也强调，仅仅依靠患者主诉和患者病案历史来建立医患关系是完全不够的。在德国，鉴于技术的进步和患者的实际需求，政府已经在2018年后制定了相关医师守则和条例，允许医生和患者在不进行任何事先接触的情况下开展线上首诊服务，但这种首诊是有条件的，比如医生必须采取合理的治疗方式，必须保持应有的谨慎态度，并且必须告知患者线上咨询诊疗与传统诊疗方法的不同。

三是行业组织在互联网医疗监管中发挥着较为重要的作用。以美国为例，远程医疗协会（ATA）、医学会（AMA）、医院协会（AHA）与国家质量保证委员会（NCQA）等非营利性组织承担着远程医疗机构进出标准认定、医疗服务质量控制、绩效指标评估、医患纠纷等多重监管职能。澳大利亚、日本、加拿大等国家也相继成立了远程医疗协会或者互联网医疗协会，主要负责制定技术指南、控制质量等工作。

四是持续推动创新。创新是新兴领域持续发展的关键。既要推动制度创新，在政策、法律等层面支持和鼓励创新，比如面对互联网领域的快速创新，很难将新的产品和服务纳入食品药品管理和医保监管部门的现有法规中，特别是如果现有制度框架从未考虑过互联网技术可能产生的影响，如果直接套用现有制度规则，在某些情况下可能会阻碍新技术的应用，从而抑制创新产品和服务推广，因此，相关法规政策就要发生变化，现实中确实已经在变化；也要鼓励模式创新，比如美国已经出现医保公司、医疗服务提供者和药房的整合现象，零售店和垂直整合的医疗保健组织越来越多地采用互联网医疗，在信息访问、隐私和安全、健康和消费者数据的组合等方面进行尝试，也因此提出新的政策问题。

"互联网＋医疗健康"发展的国际经验对中国的政策制定有很好的参考作用，但还是要摸索适合中国国情的相关政策。

# 第二部分 初识

　　创新领域的发展是在实践中逐渐推进的，在不断发现问题、及时解决问题的过程中，实现在发展中规范，在规范中发展。这部分是作者在2018年、2019年承接或参与有关部门委托课题和参加有关调研时的一些发现和思考。一是描述我国"互联网＋医疗健康"的发展现状，通过文献研究、实地调研、数据分析，对我国"互联网＋医疗健康"发展的行业特征、政策演进进行梳理，分析行业快速发展的主要原因和主要成果，判断发展趋势。特别感谢好大夫在线等平台提供的数据，使我们可以分析居民、医疗机构和医生在互联网上进行问诊、健康咨询和远程医疗等活动的状况，分析互联网医疗对居民就医行为和社会福利的影响。二是从企业、医疗机构、行业组织和地方政府三个层次，对"互联网＋医疗健康"各领域的国内实践进行观察，重点分析"互联网＋"医疗服务、"互联网＋"家医签约、"互联网＋"药品和智能化应用的典型案例。对银川智慧互联网医院等平台模式和广东省二院互联网医院等医院自营模式进行初步比较。对从事"互联网＋医疗健康"的平台企业的发展策略和方向进行比较分析。三是从政策、法律、技术以及市场等角度厘清发展"互联网＋医疗健康"的制约因素，同时分析"互联网＋医疗健康"未来发展面临的主要挑战。这些内容主要是通过实地调研和对主管领导、互联网医疗平台负责人、代表性医院负责人及专家进行访谈获知。四是提出进一步发展"互联网＋医疗健康"的政策建议。从目标和方向、政策建议、重点领域和政策抓手等角度，重点针对应对主要制度障碍和市场挑战，提出行动规划和政策建议。

# 第三章
# 我国"互联网＋医疗健康"发展状况

自 2009 年以来，我国"互联网＋"医疗服务市场快速发展，市场规模增速始终保持在两位数，个别年份增值速度超过了 50%。互联网医疗市场的发展，也是随着互联网经济对人们生活的渗透和信息网络科技的进步而不断跃升的。我国的互联网经济从 20 世纪末 21 世纪初开始逐渐发展壮大，从纯粹提供信息服务的门户网站时代，逐渐发展到网上购物，并一步步向生活生产各领域渗透，且随着从 PC 互联网阶段走向移动互联网阶段，向更多领域渗透，也和传统领域有了更深入的融合。医疗因其本身的特殊性和复杂性，是互联网比较晚渗透的领域。2009 年我国互联网医疗仍处于探索期，市场规模并不大，根据速途研究院《2018 年 Q1 互联网医疗市场研究报告》，仅为 2 亿元人民币。和互联网经济总体发展趋势一致，互联网医疗最初也以 PC 互联网应用为主，服务内容也以医疗广告、线上问诊和医疗信息搜索为主。随着移动互联网的普及、互联网用户规模扩大以及软硬件等基础设施的不断完善，互联网医疗创业也加速发展，服务内容进一步丰富，对互联网医疗的认知度开始广泛形成，市场规模在 2012 年升至 67.1 亿元人民币。此后，在整个互联网经济加速发展的大背景下，在市场需求的不断增长与国家政策的支持下，互联网医疗行业快速成长，数据和服务进一步完善，细分领域开始出现"独角兽"，市场增长率也逐年稳步上升，2016 年市场规模达到 223 亿元，同比增长 41.77%。（见图 3-1）目前，互联网医疗行业

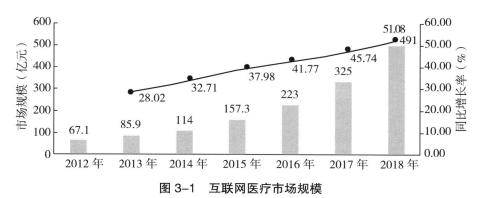

**图 3-1 互联网医疗市场规模**

数据来源：速途研究院：《2018 年 Q1 互联网医疗市场研究报告》，http://www.sootoo.com/content/675501.shtml。

已趋于成熟，产业链逐步完善，企业已经从最初的流量争夺进入医疗扩张阶段，预计 2020 年市场规模有望达到 900 亿元人民币。

# 一、驱动力

我国服务"互联网 +"医疗服务市场的快速发展主要受需求端、供给端、政策端以及资本端的共同推动。

## （一）需求驱动

正如普适计算之父马克·韦泽所说："最高深的技术是那些令人无法察觉的技术，这些技术不停地把它们自己编织进日常生活，直到你无法发现为止。"互联网正是这样的技术。随着互联网不断渗透到生产、生活的方方面面，人们的行为开始发生改变，越来越习惯于通过互联网解决衣食住行，同样期待通过互联网获得医疗健康服务，倒逼提供医疗健康产品的医院、医保、药企、政府也随之改变行为。据调查，2016 年，我国通过在线教育平台、在线文献数据库、在线社区或社交 App 进行学习的医生分别占到 40.2%、39.7%、34.8%。2017 年，与信息化相关的医院的患者满意度为 94%，排第一位。

　　由于我国医疗服务体系长期以来的弊病，我国患者长期面临着就医体验差、就医盲目性高、自我认知缺乏等痛点和难点。高效便捷地获取有效的医疗卫生服务一直是我国患者的主要诉求之一。根据《上海公立三甲医院门诊患者就诊时间调查报告》，上海公立三甲医院门诊的平均时间高达 177 分钟，其中 95% 的时间用于排队。真正用于诊疗和医患沟通的时间只占 5%，不到 10 分钟。（见图 3-2）超过 60% 的患者对此感到不满。[①] 另外，我国医疗卫生资源在城乡以及东中西部分布不平衡。从城乡分布来看，80% 的医疗资源分布在城市，仅有 20% 的医疗资源分布在农村，且质量较为低下。从区域分布来看，绝大多数优质医疗资源集中在东部和大城市。北京、上海、广东等地区的医疗资源数量和质量都远超其他地区。农村和医疗资源相对稀缺地区居民对优质医疗资源的需求成为推动"互联网 +"医疗服务发展的重要驱动力之一。社区卫生服务中心、乡镇卫生院、村卫生室等基层医疗卫生机构是群众看病的主要

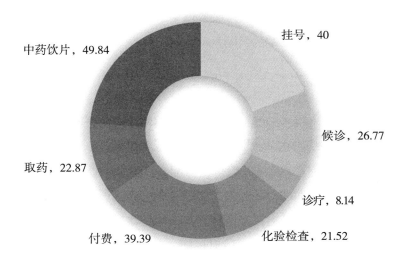

图 3-2　上海公立三甲医院门诊患者就诊时间（分钟）

---

① 顾又祺、周永麒、顾非：《上海公立三甲医院门诊患者就诊时间调查报告》，《当代医学》2017 年第 23 卷第 21 期，第 26—28 页。

场所，但医疗资源相对缺乏。以宁夏为例，2017 年末，当地医疗卫生机构实有床位 39820 张，医院床位数占 87.45%，而基层医疗卫生机构床位数仅占 9.26%。根据《2017 年国家医疗服务与质量安全报告》[①]，北京、上海、广东、江苏、四川成为我国接收外地住院病人最多的省市。河北、安徽、河南则成为住院病人流出的主要省份。

### （二）供给驱动

#### 1. 医院的内涵式发展需求

从供给端来看，医院内涵发展需求也成为驱动医疗互联网发展的重要因素之一。过去 15 年，我国居民基本医疗保险覆盖率和筹资水平的不断提高，带来公立医院的收入快速增加，规模迅速扩大。随着我国经济增速放缓、医保控费压力增大、医院规模控制、医疗需求释放速度放缓，我国医院发展特别是公立医院发展面临着转型。内涵式发展成为公立医院普遍的诉求。医院需要更加注重病人结构的合理性。特别是在国家严控公立医院规模的情况下，病人数量增长速度有限，如何更多接受符合医院定位和发展方向的患者成为医院管理者必须考虑的问题。在此背景下，部分三甲医院已经鼓励其医生在第三方互联网平台上提供诊疗咨询和加号服务，实现"优质病人"的导流。个别医院已经建立起相应的激励机制，鼓励医生通过互联网平台将疑难杂症和符合医院发展方向的病例引导到医院进行线下诊疗。对于一部分欠发达地区的医院来说，"互联网 + 医疗"平台还发挥着提高医疗技术的功能。例如，银川第一人民医院直接在医院内部建立远程医疗平台，鼓励该院患者和主治医师通过好大夫在线平台与全国的知名专家进行远程医疗，一方面提高了患者治疗方案的准确性，另一方面也提高了该院医生的诊疗水平。[②]经

---

① 国家卫生健康委员会医政医管局：《2017 年国家医疗服务与质量安全报告》，科学技术文献出版社 2018 年版。

② 《智慧互联网医院的银川模式》，银川市人民政府网站，2016 年 12 月 19 日，http：//www.yinchuan.gov.cn/xwzx/mrdt/201612/t20161219_209447.html 。

过几年的发展，银川第一人民医院诊断和治疗疑难杂症的技术水平显著提高，特别是在脊柱侧弯手术、肿瘤综合治疗、心血管介入治疗方面的业务开展量快速增加。这种利用互联网技术实现医院技术和经济效益发展的路径得到了国家卫生健康委的认可，越来越多西部地区的医院正在考虑借鉴这一模式来提高自身的技术水平。通过互联网医疗实现专业方向的突出和医疗技术的提升等，可以提升医院的品牌，进而更好地拓展业务。

与此同时，医院之间的竞争也要求医院更加注重患者的就医体验以及对运营成本的控制。这就要求医院在信息化以及互联网化方面投入更大的力量。例如，医院引入预约系统、报告在线查询系统、移动支付系统的主要目的之一就是减少医院滞留人数，降低患者排队等候时间。引入智能药房系统、耗材管理系统的目的之一也是降低医院的运营成本。

2.医生的上线动机

对医生来说，在医疗机构，特别是公立医院直接推出互联网医疗服务或建设互联网医院之前，几乎都是通过第三方平台提供线上服务的。即使医疗机构自己推动互联网医疗服务，大部分医生还是主要通过第三方平台提供线上服务。调研发现，医生上线的动机是多元的，其中互联网医疗平台上可以自主定价从而获得更高的收费价格是其在互联网医疗平台注册活跃的重要原因之一。例如，平均来看，好大夫在线上医生电话咨询的价格都高于公立医院设定的医事服务费。（见图3-3）对于主治医师及以下级别的医师来说，在线提供咨询服务能够成为其较为重要的额外收入来源。

虽然经济回报是医生上线的动机之一，但更多医生认为经济回报不是其上线的首要目标。毫无疑问，医生的利他动机，方便患者、更好地服务患者也是其上线的意愿之一。通过在互联网上提供服务，可以帮助到更多患者，不仅可以替他们节省大量的时间和费用，还可以帮他们缓解生病时的焦虑心情。

医生上线的其他动机同样值得关注。一是提升工作效率。很多医生

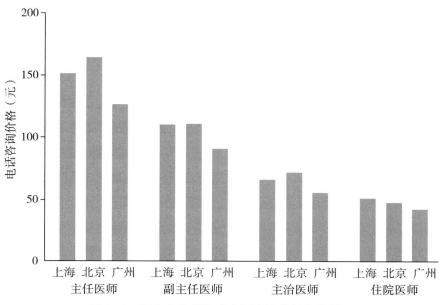

**图3-3 好大夫在线医生电话咨询价格分布情况**

认为他们在线下的工作中有着沉重的负担，使用第三方平台可以避免大量的时间浪费在重复的低效率的工作上面。一方面，医生可以通过第三方平台高效做好诊前指导，帮助患者有目的性地就诊，并且缩短面诊的时间和减少就诊次数；另一方面，医生对院外患者的管理也是驱动互联网医疗快速发展的原因之一。互联网平台有助于医生更好地开展诊后管理，医生也希望能对患者进行整体管理，而不是过早中断和患者的联系。超过60%的医生认为随访非常重要。利用互联网技术进行随访成为医生的主要选择之一。

二是优化患者结构，提升专业能力。医生通过第三方平台可以吸引符合自己专业定位的患者，有利于开展研究和提升专业能力。第三方平台能够成为医生增大曝光率、增加线下就诊人数的有效方式，可以给医生带来疑难病人，特别是在医生负责床位数有限且科室分配制下，倾向于收治疑难杂症和单价高的病例已经成为医生现实的理性选择。同时线上服务有助于减少不必要的线下就诊，也可能帮助医生改变线下门诊的病源结构。

三是职业发展，特别是一些年轻医生希望通过线上服务实现资历突围。互联网平台给了年轻医生成长的机会，年轻医生可以通过线上服务积累经验，形成自己的患者群体，建立自己的服务品牌，突破线下按资排辈的现象。而且因为更熟悉网络等原因，通过沟通技巧等一些有助于提升患者服务体验的方式，年轻医生也确实可以获得认可，甚至脱颖而出。

四是塑造品牌。年轻医生因为可以更快成长而愿意线上服务，一些资深医生也同样希望通过互联网平台扩大知名度。一方面，知名度扩大后，有助于医生扩大病源，比如医生通过互联网平台在全国层面建立知名度，也把病源扩展到全国各个地方；另一方面，也有一些医生认识到了个人品牌的重要性。线上提供服务，不仅有助于提升医院的品牌，也有助于提升医生个人品牌。我国医疗领域存在"不认和尚只认庙"的现象，也就是说患者就医时，往往更看重医院而不是医生。所以一些医生一旦离开了原来的医院，可能就不被认可。实际上，即使是在第三方平台提供服务，医生也要标明自己所在的医院，而所在医院的名气会直接影响医生在线上的受欢迎程度。因此调研中发现也有临近退休的知名医院的科主任很重视平台线上服务，目的就是以此建立自己的个人品牌和患者群。这样退休后，即便不能在原来的医院继续出诊，也可以受聘其他医院，因为个人品牌通过网络已经建立，仍然有相对稳定的患者群。

此外，医生学习知识、管理病人的需求也是互联网医疗快速发展的驱动力之一。快速高效地学习医学知识、跟踪科学前沿，是当代中国医生的客观需求。医生是一个需要终生学习的职业，医生的服务水平来源于专业知识的支撑，医疗知识的不断更新是医生职业晋升的重要组成。据动脉网 2018 年发布的《中国医生移动 App 行业发展研究报告》显示，超过 80% 的医生日均学习时间超过半个小时，11.3% 的医生日均学习时间超过两个小时。而根据 2018 年《中国医师执业状况白皮书》[①] 显示，

---

① 《中国医师执业状况白皮书》，搜狐网，2018 年 1 月 10 日，http://www.sohu.com/a/215762544_101096。

我国各级医生工作压力偏大，周工作时长远超法定的 40 小时。通过互联网学习，成为医生提高学习效率的必然选择。对年轻医生而言，还可以通过互联网平台获得更多向知名医生学习的机会。

### （三）政策驱动

政策驱动"互联网 + 医疗健康"的创新发展。一方面，针对卫生健康领域发展不平衡不充分的突出矛盾，"互联网 + 医疗健康"的各类应用，可以丰富供给，提高服务效率和可及性，引导优质资源下沉，帮助实现分级诊疗，为人民群众提供全方位全周期健康服务。据调查，截至 2017 年，我国远程医疗已经覆盖 1.3 万家医疗机构，2017 年开展远程病理、影像、心电诊断等服务 6000 万例次。医院互联网化后，门诊大厅滞留患者减少 18% 以上。另一方面，发展健康产业，特别是促进其与互联网的融合，是健康中国建设的重点内容，是进一步扩大内需、促进就业、转变经济发展方式的重要举措，也是创新驱动发展战略的关键领域。我国"互联网 +"医疗服务的快速发展也离不开积极的政策驱动。从经济发展的角度，发展"互联网 +"医疗服务已经成为开发经济发展新动能、实施创新驱动发展战略的重要举措之一。根据国务院《关于积极推进"互联网 +"行动的指导意见》以及《关于促进健康服务业发展的若干意见》，发展"互联网 +"医疗服务成为促进消费的内容之一。从民生保障的角度来看，发展"互联网 +"医疗服务成为解决医疗资源结构性矛盾、满足群众日益增长的医疗服务需求以及提高卫生治理能力和治理水平的重要举措之一。

### （四）资本驱动

最后，我国"互联网 +"医疗服务的快速发展与资本驱动有着密切的关系。资本驱动"互联网 + 医疗健康"的创新发展。有研究显示，2013—2016 年，我国移动医疗市场规模从 23.6 亿元增长到 71.8 亿元，2016 年增长率 68.15%，医疗大数据应用市场规模 2016 年增长 61.97%。

（见图 3-4）主要的投资主体，一是医药企业，主要是为了企业的研发和营销；二是医疗集团，主要是为了改善服务和扩大规模；三是互联网企业，主要是布局医疗健康领域的业务拓展；四是投资资本，"互联网 + 医疗健康"是风投热衷的领域之一。自 2012 年以来，互联网医疗行业的投资案例和投资金额逐年增加，从 2012 年 6.29 亿元增长至 2016 年 145.58 亿元，增长了 22 倍多。特别是 2014 年以来，在资本的追捧下，整个互联网医疗行业呈现井喷的发展态势。多家互联网医疗企业计划上市，其中，平安好医生在 2018 年 1 月份便完成了软银投资的 4 亿美元的 Pre-IPO 轮融资。2018 年 5 月，平安好医生正式在香港交易所上市，成为互联网医疗第一股。而微医也在筹备 Pre-IPO 融资，以扩大现有规模。2017 年，好大夫在线也完成了 2 亿美元的计划，腾讯领投。2018 年，丁香园完成了 1 亿美元融资。但值得注意的是，在 2017 年，整个互联网医疗行业的投资热度明显下降，投资金额下降至 37.1 亿元，投资案例数也下降至 176 家。（见图 3-5）这表明投资者对互联网医疗的资金注入越发谨慎，对整个行业的看法也趋于理性。这种下降趋势是否能够持续还有待进一步观察。特别是在 2018 年国务院明确支持"互联网 + 医疗"发展的政策背景下，资本是否会卷土重来成为下一阶段行业观察的重点。

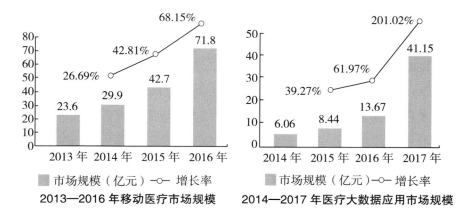

图 3-4  2013—2017 年我国移动医疗和医疗大数据应用市场规模

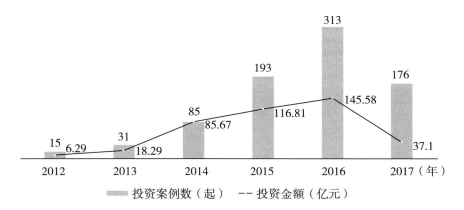

**图 3-5 2012—2017 年互联网医疗行业投资案例数和投资金额**

数据来源：闫鹏：《2017 年互联网健康医疗投融资总览》，载芮晓武主编《中国互联网健康医疗发展报告》(2017)，社科文献出版社 2017 年版。

2018 年第三季度，医疗健康市场融资数量有所下降，但交易规模稳中有升。其中，医疗服务与医药行业是本季度投资热点。在这一季度中医疗健康行业 VC/PE 融资案例数量和规模较上年同期小幅增长，其中融资案例 183 起，同比增长 20.39%，融资规模 35.10 亿美元，同比增长 22.09%，且在医疗服务、医疗器械、医药行业、医疗信息化多个领域全面开花，但是医疗信息化所占比重有所下降。(见图 3-6)

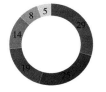

2018 年 Q3 医疗健康细
分行业交易数量占比（%）

2018 年 Q3 医疗健康细
分行业交易规模占比（%）

**图 3-6 2018 第三季度医疗健康细分领域融资分布**

数据来源：投中研究院张海伦：《2018 年 Q3 中国医疗健康行业数据报告》，投中网，2018 年 10 月 25 日，http:www.chinaventure.com.cn/cmsmodel/report/detail/1462.html。

## 二、需求特征

### （一）医疗互联网对提高患者获得感更直接

如前文所述，"互联网＋医疗"，既有互联网医疗，也有医疗互联网。排队是长期困扰很多大医院的难题，患者不满意，院方也不轻松。因此，基于医疗移动互联网探索优化就医流程，是我国很多医院提升管理的重要抓手，从统一网络挂号平台上线到移动支付、智能自助设备，再到信用医院的出现、医保在线支付等等。有研究指出，患者满意度核心指标中与信息化相关的满意度占94%，排第一位。医疗互联网在这方面的发展比互联网医疗更早，并已经取得了明显的成效。温州医科大学附属第一医院互联网化后患者排队时间减少至原来的八分之一，北京市儿童医院门诊大厅日均滞留患者减少了18%。[1]

《关于促进"互联网＋医疗健康"发展的意见》出台后，国家卫生健康委选择在中日友好医院召开第一个新闻发布会，目的就是突出发展"互联网＋医疗健康"要重视优化就医流程、方便群众，从老百姓直接得实惠的地方入手，才有利于这项事业的整体推进。

### （二）医生行为正在发生改变

随着互联网的普及，医生也逐渐上线，融入互联网。首先是上线学习。2016年相关调查显示，我国医生群体学习有由线下转线上的趋势，主要途径有医学专业媒体、在线教育平台、在线文献数据库、在线社区或社交App、线下学术会议和纸质期刊／报纸。其中通过在线教育平台、在线文献数据库、在线社区或社交App进行学习的医生分别占到40.2%、39.7%、34.8%。而且医生线上学习的习惯一般是学生时代就养成的。

---

[1]　光亚：《就诊时间缩短60%，这家医院咋做到的？》，搜狐网－医学界智库，2017年11月10日，https：//www.sohu.com/a/203593412_467288。

另外，也有越来越多的医生上线提供服务。从好大夫在线平台的数据看，2016—2018年，医生注册数量逐月上升。（见图3-7）

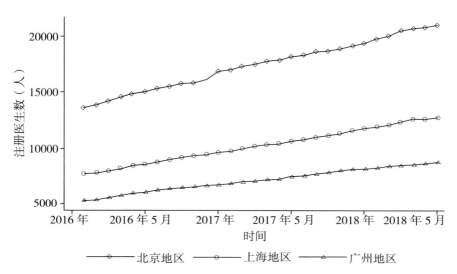

图3-7　2016年至2018年5月北京、上海、广州好大夫在线注册医生数量统计

2020年对我国四个主要的互联网医疗平台（好大夫在线、微医、春雨医生、平安好医生）上线医生数量的研究[①]显示，公立医院资深医生上线已经成为普遍现象。目前我国已经在这些平台注册的医生数占全国公立医院医生总数的16.51%。从全国水平看，主任医师的上线率是33.49%，副主任医师的上线率是21.50%，主治医师的上线率是14.75%，住院医师的上线率是7.95%，说明有资历的医生相对更有可能提供在线诊疗服务。不同城市的情况有所不同，总体上，北京、上海、长沙、广州、成都、西安等全国性医疗中心的医生上线率更高，达到近30%或者超过30%，明显高于全国平均水平。此外，北上广公立医院的主任医师上线比例更高，均在70%左右，副主任医师上线比例在40%—50%，主治医师和住院医师也有较大比例已经上线。这充分体

① Duo Xu，Jiajia Zhan，Terence Cheng，Hongqiao Fu and Winnie Yip，"Understanding online dual practice of public hospital doctors in China：a mixed-methods study," *Health Policy and Planning* 37(2022)：440-451.

现出较发达和医疗资源较丰富地区的高资历医生更有可能从事在线诊疗工作。

## （三）服务需求逐年增加

因直接涉及诊疗的服务模式和相关政策还不成熟，医生在互联网平台上提供的服务，总体而言还是以咨询问诊为主。以好大夫在线为例，从服务总量来看，北京、上海和广州在图文咨询、电话咨询、文章宣传以及转诊加号等服务量方面都呈现总体上升的趋势。分地区来看，北京在月度图文咨询、电话咨询以及文章宣传方面具有领先优势，但是在转诊加号数量方面落后于上海地区。（见图3-8）其落后的原因需要在后续研究中进一步探究。一种可能性是上海部分医院已经建立相应的激励机制，鼓励医生通过互联网平台将疑难杂症和符合医院发展方向的病例引导到医院进行线下诊疗。相反，北京部分医院则反对其医生利用互联网平台进行患者转诊加号。

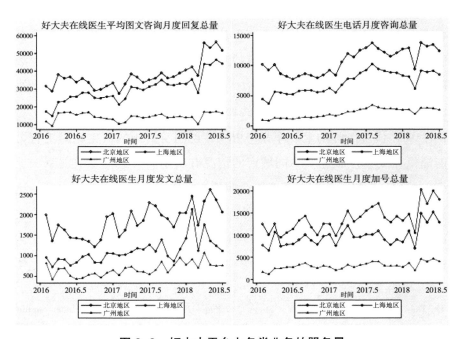

**图3-8 好大夫平台上各类业务的服务量**

从科室分布来看，北京地区图文咨询服务的科室排名依次为儿科、妇产科、皮肤科、骨科、口腔科、整形外科、眼科、普外科、肿瘤科、中医科、生殖科。上海地区图文咨询服务的科室排名依次为儿科、妇产科、整形外科、生殖科、皮肤科、眼科、骨科、普外科、泌尿外科、肿瘤科。广州地区图文咨询服务的科室排名依次为妇产科、儿科、生殖科、皮肤科、骨科、口腔科、肿瘤科、消化科、精神科、泌尿外科。北京地区电话咨询服务的科室排名依次为儿科、妇产科、皮肤科、精神科、肿瘤科、骨科、神经内科、眼科、整形外科、生殖科。上海地区电话咨询服务的科室排名依次为儿科、妇产科、肿瘤科、生殖科、整形外科、泌尿外科、眼科、精神科、神经外科、普通外科。广州地区电话咨询服务的科室排名依次为儿科、妇产科、肿瘤科、生殖科、整形外科、泌尿外科、眼科、精神科、神经外科、普通外科。北京地区转诊服务的科室排名依次为骨科、整形外科、眼科、肿瘤科、儿科、心血管内科、口腔科、神经外科、妇产科、生殖科、泌尿外科。上海地区转诊服务的科室排名依次为整形外科、儿科、骨科、眼科、肿瘤科、妇产科、生殖科、口腔科、普外科、泌尿外科、神经外科。广州地区转诊服务的科室排名依次为儿科、肿瘤科、妇产科、眼科、口腔科、耳鼻喉科、生殖科、精神科、骨科、免疫科。

在图文咨询和电话咨询方面，儿科、妇产科、肿瘤科、生殖科、精神科的需求量较大，这也是我国医疗卫生体系特别是基层医疗卫生体系在这方面较为薄弱的真实写照。在转诊服务方面，外科的转诊服务量比较高，这与外科服务特点有着密切关系。患者对外科的服务需求最终还是需要在医疗机构实现的，因此互联网平台更多发挥的是对医生与患者进行匹配的作用。相比之下，患者在儿科、妇产科、精神科等方面的需求可以部分通过互联网咨询得到满足。不同科室的学科特点决定了其在图文咨询、电话咨询和转诊服务方面的相对数量大小。

用户在平台上对医生的点评需求也呈增长趋势。总体上，不同科室的评论数都呈现逐年增长趋势，被评论的医生数量逐年增加，每个医生平均的评论数量也逐年增加。

## （四）满意度总体较高

患者对医生线上服务的满意度总体较高，这和对医疗机构医生的满意度较高相一致。而且，患者通过互联网平台对医生线下服务的评价，满意度也较高。一般认为患者在医院给医生点评时，可能因为不好意思等原因满意度都比较高，而一旦患者不在医院或者不当着医生的面点评，满意度可能就没那么高。仍然以对好大夫在线平台数据的研究为例，可以发现患者对医生线下服务的点评，满意度也较高。针对内科、外科、妇科、中医科等四类服务的点评，关于疗效的满意度，非常满意的比例超过70%；关于态度的满意度，非常满意的占比均在80%以上。

## （五）互联网诊疗需求的地域性较强

互联网的重要价值是连接，带来的一个重大变化是可以突破空间的限制，供求双方哪怕处于不同的地点也能完成交易。比如对点在电子商务的研究发现，互联网极大增加了供求双方之间的距离，也就是扩大了供方或需方寻找匹配的需方或供方的空间半径。但对互联网医疗服务的研究[1]却发现，互联网医疗服务和线下医疗服务同样具有地域性特征，虽然互联网医疗也能扩大医生的服务半径，但和电子商务领域互联网扩大的服务半径相比，要小很多。通过对好大夫在线相关数据的分析，从线上服务的地域范围来看，无论是图文咨询、电话咨询还是转诊服务，都具有很强的地域特征。北京医生服务患者的来源主要是北京、天津、河北、内蒙古、黑龙江、吉林、辽宁和山西地区；而上海医生服务患者的来源主要是上海、江苏和浙江地区；广州医生服务患者的来源则主要是广东、江西和湖南地区。

---

[1] Qiulin Chen, Duo Xu, Hongqiao Fu and Winnie Yip, Distance effects and home bias in patient choice on the Internet: Evidence from an online healthcare platform in China, *China Economic Review*, vol. 72(Apr.2022).

根据好大夫在线提供的数据，2016年至今，好大夫在线北京医生提供电话问诊服务的患者中，占比最多的三个省市分别是北京市、河北省、山东省；上海医生提供电话问诊服务的患者中，占比最多的三个省市分别是上海市、江苏省、浙江省；广州医生提供电话问诊服务的患者中，占比最多的三个省区是广东省、广西壮族自治区、江西省。

## 三、供给特征

医疗互联网（医疗信息化）工作很早就开始了，从政府治理、监管，医院管理、服务，快速发展，涌现上海、厦门等很多地方发展典型，但医疗数据"孤岛"和"烟囱"林立，缺乏互联互通和综合应用，当前政府正在推动医疗大数据的整合。

互联网医疗相对滞后于其他互联网领域的发展，一度被认为是下一个风口，市场态度正在从乐观转向理性。政府对互联网医疗的态度是乐见其成、谨慎观察、逐步完善监管。

### （一）供给主体

互联网医疗的供给主体包括互联网医疗平台和医生。互联网医疗平台主要由两类构成，第一类是原来没有信息化基础的医疗部门，第二类是原来没有医疗基础的互联网企业。其中第一类通过自己搭建信息系统和互联网平台实现互联网医疗，这一类平台由于其较高的专科服务和医疗技术水平，涉及挂号、付费、诊查、治疗、取药等诊中环节。第二类运用自己的互联网平台技术优势，聘请相关医疗人员实现互联网医疗，这一类企业的产品基本集中在治疗活动的前段和后段，大多数是健身、保健等应用，客户集中在需要医疗服务的人群。（见图3-9）

医生在互联网平台上提供服务，是以多点执业的方式，利用本职工作以外的时间实现的。对于这种模式的一个最明显的质疑是公立医院的医生线上服务是否会挤占本职工作时间。这也是一些公立医院不允许本

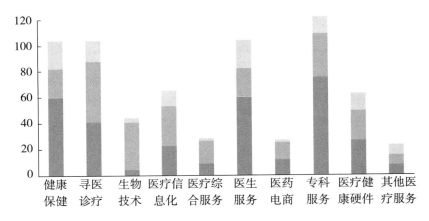

图 3-9　互联网医疗创始人背景

数据来源：刘宗宇：《互联网医疗生存报告（一）》，动脉网，2016 年 9 月 6 日，http://www.vbdata.cn/34593。

院医生在第三方平台提供服务的重要原因。通过对好大夫在线的数据分析，可以发现医生提供电话咨询服务的时间主要集中在 12 点至 13 点以及 18 点以后；并且医生职称越高，服务时间越集中在晚上。从这点上讲，互联网医疗平台增加了医生的有效服务供给时间。

进一步分析，医生提供电话咨询服务的时间主要集中在工作日的晚上和周末的白天。这也表明，医生由于在线上平台提供服务而影响日常本职工作的情况是比较少的。而且，对好大夫在线、微医、春雨医生、平安好医生等四个平台的医生提供图文咨询和电话咨询服务的时间分布进行对比研究[1]，也发现具有相似的结果。

## （二）业务细分

互联网医疗平台的业务有多种分类方法，按照不同的服务对象可以分为面向患者的业务、面向医生的业务、面向医院的业务和面向医药企

---

[1]　Qiulin Chen，Duo Xu，Hongqiao Fu and Winnie Yip，Distance effects and home bias in patient choice on the Internet：Evidence from an online healthcare platform in China，*China Economic Review*，vol. 72(Apr.2022).

业的业务；按照产品性质可以分为信息类产品、服务类产品和实体类产品；按照医疗性质可以分为非医疗服务和医疗服务；按照传统医院流程可以分为导诊、候诊、诊断、治疗、院内康复和院外康复。（见图3-10）

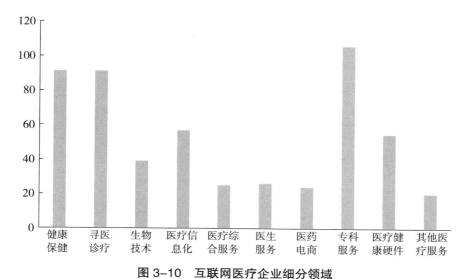

**图3-10 互联网医疗企业细分领域**

数据来源：刘宗宇：《互联网医疗生存报告（一）》，动脉网，2016年9月6日，http://www.vbdata.cn/34593。

## （三）地区分布

从投融资情况来看，北京在互联网医疗行业处于领先定位。2017年北京市互联网医疗行业的投资案例数为76例，远远高于广东和上海的投资案例数。从投资金额来看，2017年北京市互联网医疗行业的投资金额接近15亿元，也远远高于上海和广东。（见图3-11）

从从业人数来看，北京在互联网医生资源方面具有巨大的优势。虽然总体上看，北、上、广地区在好大夫在线平台上的注册医生数量都是逐月提高的，但北京市的注册医生人数远高于上海和广州的注册医生数。（见图3-12）

从活跃度来看，北京市的活跃医生（一个月内登录天数超过一天的医生）数量也远高于上海和广州。从职称分布来看，北京在主任医师活

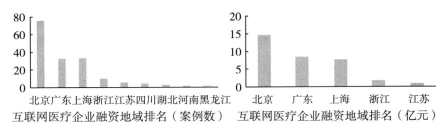

图 3-11　2017 年各地区互联网医疗行业投资情况

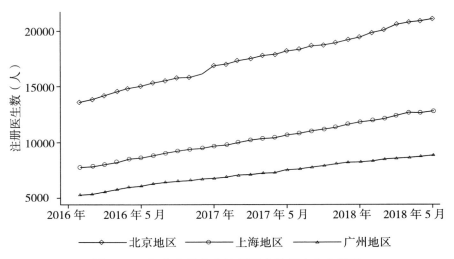

图 3-12　好大夫平台上注册医生数月度变化情况

跃度方面优势明显，北京地区活跃的主任医师数量超过上海和广州两地活跃主任医师数量的总和。这表明，北京高水平医生在互联网医疗方面呈现较为积极开放的态度。在副主任医师、主治医师和住院医师方面，北京的活跃医师数量依然领先上海和广州。2018 年以来，北京地区每个月活跃的副主任医师数量都超过 2000 人，每个月活跃的主治医师和住院医师数量都超过 3000 人。这些数据再次印证了北京在互联网医生资源方面的巨大优势。（见图 3-13、图 3-14）

　　虽然总体上北京在"互联网＋"医疗服务方面具有得天独厚的优势，但是其在政策创新、线上线下融合、公立医院开放程度等方面仍有可完善的空间。上海公立医院的医生活跃度远高于北京。部分上海公立医院

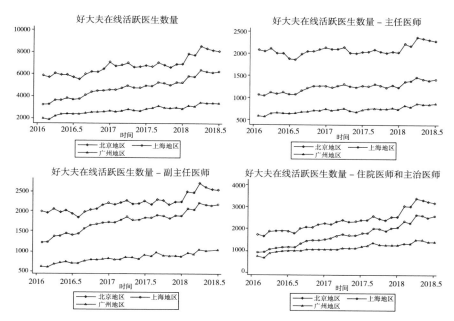

图 3-13 北京、上海、广州地区活跃医生数量变化情况

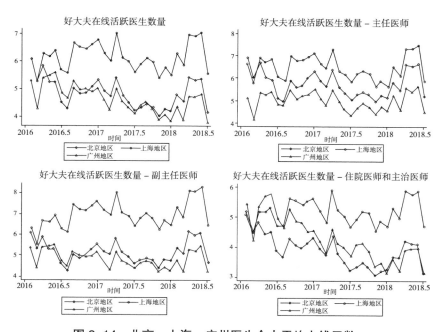

图 3-14 北京、上海、广州医生个人平均上线天数

已经明确鼓励医生利用互联网平台实现医院病人结构优化。上海医生通过好大夫平台加号获取患者的数量远远超过北京。相比之下，北京个别医院依然禁止医生使用第三方互联网医疗平台。北京市相关部门应该在支持"互联网＋"医疗服务上具有更加鲜明的态度。从另一个维度来讲，北京在"互联网＋"医疗服务方面具有得天独厚的优势，但是国家第一个"互联网＋医疗健康"试验区却落户宁夏，这在一定程度上与宁夏在鼓励政策创新、大胆先行先试方面有着密切的联系。

### （四）服务质量

在服务质量方面，通过互联网进行咨询能够在一定程度上得到更为充分的沟通和交流。根据好大夫在线平台数据，北上广医生平均每次电话咨询服务的时间为 7 分钟。北京地区主任医师和副主任医师在好大夫在线提供电话咨询的时间为平均每次 8 分钟。相比于线下平均 3—4 分钟的医患沟通时间，医生在互联网平台上提供了更充足的问诊和沟通服务。（见图 3–15）

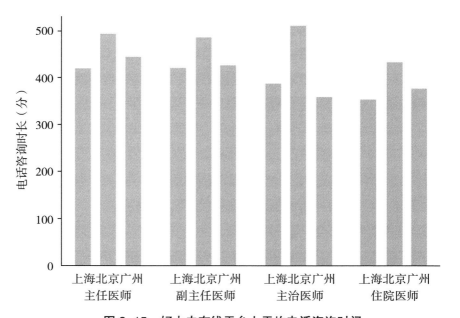

**图 3–15　好大夫在线平台上平均电话咨询时间**

以复旦大学医院管理研究所 2016 年医院排行榜（以下简称复旦榜）①为对照，医院互联网影响力"指数"（以下简称互联网指数）发布的 29 个专科中，除复旦榜没有排名的中医科、血管外科、肝胆外科、小儿心脏科 4 个专科外，其余 25 个专科每个专科进入指数排位前十的医院和复旦榜超过一半是重合的。复旦榜和互联网指数都有的专科有 25 个，排行前十共计 250 个专科科室，其中有 128 个重合。重合度最高的是血液科、口腔科。在所有科室中，进入复旦榜前十但没有进入互联网指数前十的医院达 4 家的有 9 个专科，进入复旦榜前十但没有进入互联网指数前十的医院达 5 家的有 6 个专科，进入复旦榜前十但没有进入互联网指数前十的医院达 6 家的有 7 个专科，分别占 25 个排行专科的 36%、24%、28%。

2018 全国医院互联网影响力指数中，29 个专科方向，上榜医院共 126 家，其中北京 37 家，上海 23 家，广东 15 家，占总数的 60%；江苏作为医疗资源和互联网渗透度都较高的省份，排名第四，共 10 家医院上榜。

在 2018 全国医院互联网影响力指数中，29 个专科方向，拥有指数靠前专科最多的医院依次是：北京协和医院、中国人民解放军总医院、华中科技大学同济医学院附属协和医院、空军军医大学西京医院、北京大学第一医院、郑州大学第一附属医院、上海交通大学医学院附属仁济医院、复旦大学附属中山医院、复旦大学附属华山医院、北京儿童医院。医院互联网影响力指数具体情况见附录五。

## （五）盈利模式

当然更多的沟通时间也意味着更贵的价格。从下图可以看出，北京主任医师提供电话咨询服务的平均价格大约为每次 160 元，副主任医师

---

① 该排行榜由复旦大学医院管理研究所组织全国 4000 余名国内著名同行专家担任评审，对医院学科建设、学术水平和临床能力进行排行。截至 2018 年 10 月，最新的是 2016 年的排行榜。

提供电话咨询的平均价格约为每次 110 元，主治医师提供电话咨询的平均价格约为每次 75 元。相比于北京的医生，上海同级别职称医生的服务价格略低，而广州同级别医生的服务价格则比北京和上海低 25% 左右。将医生的自主定价除以电话咨询的时长，则可以得到每分钟电话咨询的价格。其中，北京主任医师电话咨询的价格约为每分钟 32 元，副主任医生价格约为每分钟 23 元，主治医师价格约为每分钟 14 元，住院医师价格约为每分钟 5 元。上海的价格与北京接近。[①]（见图 3-16）。从卫生治理的角度来看，互联网平台上医生的定价可以作为今后一个阶段门诊医事服务费调价的参考之一。

## （六）投资趋势

2015 年以前，互联网医疗是小众行为，没有大的资本跟进，由一小群有情怀、立志在互联网医疗领域有所作为的人驱动。2015—2017 年，一群梦想用互联网颠覆医疗的互联网人，在资本的驱动下，讲述了一个个难以实现的故事。随着资本的退潮，这些故事和人也渐行渐远。2018 年，在资本大潮中，完成融资的一批企业，基本上尽在 BAT 的掌中，布局和影响最大的是腾讯和阿里，百度已转型，未来的互联网医疗，基本上是腾讯和阿里的故事。2018 年医疗的 AI 正在引发新一轮的互联网医疗故事，资本的投入在加速，未来的应用场景不明。（见图 3-17、图 3-18、表 3-1）

---

① 北京三级医院：主任医师：80 元 / 次；副主任医师：60 元 / 次；普通门诊：50 元 / 次。二级医院：主任医师：80 元 / 次；副主任医师：60 元 / 次；普通门诊：50 元 / 次。上海医事服务费：三级医院：主任医师：38 元 / 次；副主任医师：30 元 / 次；普通门诊：22 元 / 次。二级医院：主任医师：32 元 / 次；副主任医师：24 元 / 次；普通门诊：16 元 / 次。

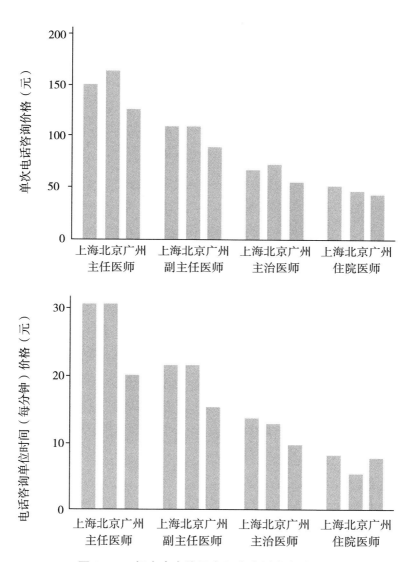

图 3-16  好大夫在线平台医生电话咨询价格分布

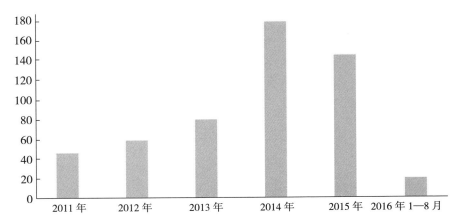

**图 3-17　2011—2016 年新成立"互联网 + 医疗"企业数（家）**

数据来源：刘宗宇：《互联网医疗生存报告（一）》，动脉网，2016 年 9 月 6 日，http://www.vbdata.cn/34593。

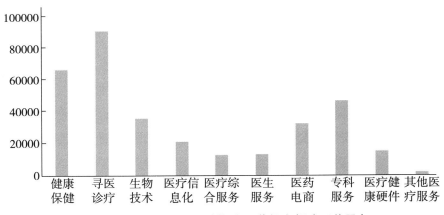

**图 3-18　"互联网 + 医疗"企业获投金额（万美元）**

数据来源：刘宗宇：《互联网医疗生存报告（一）》，动脉网，2016 年 9 月 6 日，http://www.vbdata.cn/34593。

# 四、政策变迁

## （一）政策背景

我国互联网在医疗领域的发展相较在其他行业的发展晚十年左右，

表3-1　"互联网+医疗健康"图谱

| | | | 泛在平台 | 精准平台 | 社交圈 | 平台联合医院 | 医院信息化 |
|---|---|---|---|---|---|---|---|
| 信息 | 服务医生 | | | 丁香园、医脉通 | 爱贝尔医 | | OA |
| | 服务患者 | | 百度搜索 | 挂号网、百度医生、好大夫在线 | 觅健 | 联通 | 医院网站 |
| | 技术（非医疗服务） | 挂号 | | | | | |
| | | 支付 | | | | 阿里、腾讯 | |
| | | 管理 | | | | 万家云诊所 | HIS |
| 服务 | 医疗服务 | 首诊 | | 盛诺一家、微医 | | 企鹅医院、京东云医院 | |
| | | 会诊 | | 好大夫在线 | | 北京儿童医院集团远程会诊中心 | |
| | | 管理 | | | | | |
| 药品 | | 非处方药 | 阿里、京东 | 爱康多、1药网 | | 中国家医网 | |
| | | 处方药 | | | | | |

所以在制定互联网医疗领域的相关政策时，会参考非医疗领域有关互联网发展的政策。如前文所述，我国的快速消费品电子商务从 2000 年左右开始发展，但直到 2015 年才起草《中华人民共和国电子商务法》，2018 年经全国人大常委会表决通过，2019 年生效。这 15—20 年的窗口期，让互联网平台在非常包容的政策环境中发展，比如可以不承担线下商业机构必须承担的一些责任，促进了电子商务等互联网领域的快速发展，但同时也带来了一些发展中的问题，这也是近几年互联网领域治理调整的重要原因。

我国医疗领域的互联网发展虽然起步也较早，但是总体上规模不大，2010 年后才有明显的发展。2018 年以前，虽然也有一些关于推动发展和监管的政策，但总体上，有关推动发展的政策主要是原则性的比较笼统的提法，并没有专门的政策文件；有关监管规范的政策，主要是针对网上售药，因为电子商务发展中很早就有线上售药的实践，而针对互联网医疗服务的监管基本处于空白阶段（2018 年以前国内有关政策见附录）。由于医疗健康是政策敏感性很高的行业，几乎所有的行为都需要准入和有明确的监管准则，而线下有关监管政策对线上医疗服务的适用性较差，因此在这种情况下，行业对政策的判断就是政府对互联网医疗的态度并不清晰，整个行业处于高度的不确定性中。所以虽然学界和市场都看好这个领域，但由于政策环境不明朗，医疗机构和互联网医疗企业在投入时仍有顾虑，行业的发展相对缓慢。

## （二）政策突破

2018 年被称为互联网医疗政策元年。4 月出台的《关于促进"互联网 + 医疗健康"发展的意见》明确了鼓励发展的政策导向。随后，国家卫生健康委出台了关于互联网诊疗、互联网医院、远程医疗的三个试行管理规范。这些相关规范的出台使我国在互联网医疗服务监管领域走在了世界前列，对促进我国互联网医疗发展有着积极的作用。以 2018 年为起点，全国层面进一步在"互联网 +"医疗服务药品、医疗服务价格、医保支付、项目技术规范等方面出台了相应的政策，以支撑并完善"互联网＋"医疗服务的发展。尤其在新型冠状病毒疫情期间，国家卫生健康委接连下发多个重要文件，要求在抗击疫情中充分利用"互联网＋医疗"的优势作用，"互联网＋"医疗服务受到了前所未有的重视，一系列推动"互联网＋医疗健康"发展和规范的文件陆续出台（见附录）。互联网医疗在新冠疫情防控中能够发挥重要作用，正是这一阶段政策创新的红利。

2018 年 4 月 28 日，国务院办公厅印发《关于促进"互联网＋医疗健康"发展的意见》，就促进互联网与医疗健康深度融合发展作出部署，以缓解看病就医难题、提升人民健康水平。该意见释放了很多市场期待已久的政策，比如允许依托医疗机构发展互联网医院；允许在线开展部分常见病、慢性病复诊；支持符合条件的第三方机构搭建互联网信息平台，开展远程医疗；对线上开具的常见病、慢性病处方药经过药师审核后，医疗机构和医药经营企业可以委托符合条件的第三方机构进行配送；推进人工智能新技术的研发和应用；等等。总体而言，该意见明确要求发展"互联网＋医疗健康"，特别是对互联网企业相关的支持和鼓励，对市场是利好。

2018 年 7 月，国家卫生健康委和国家中医药管理局组织制定了《互联网诊疗管理办法（试行）》《互联网医院管理办法（试行）》《远程医疗服务管理规范（试行）》，按照人员和服务方式将"互联网＋"医疗服务分为远程医疗、互联网诊疗活动和互联网医院三类。这三个试行管理规范明确了互联网医院性质及与实体医疗机构的关系，明确了互联网医院和互联网诊疗活动准入程序和监管，明确了互联网医院的法律责任关系，充分体现了责任可追查的基本原则，能更加明晰地分类管理，利用创新的监管手段，同时也可以激发互联网医疗行业的创新活力。附录三展示了这三个文件的监管要点。

2018 年 8 月 2 日，宁夏正式获批成为中国首个"互联网＋医疗健康"示范区。

互联网医疗政策制定需要进一步的规范和创新。规范在于对医疗的反思，不忘医疗初心，敬畏生命；在制定推广类政策时，同样也要敬畏行业。创新在于文件是创新的阶段性结果，地方、企业都能获得创新红利，而未来的关键问题主要涉及互联网诊疗、首诊、处方药、报销（发起地点／报销内容）、产权（医生产权／数据产权）。

根据国家卫生健康委和国家中医药管理局颁布的《互联网诊疗管理办法（试行）》等三个文件的通知，上海市、宁夏回族自治区、吉林省、安徽省、江西省、四川省、海南省等多个省市卫生健康委结合当地实际情况制定了相应的互联诊疗及互联网医院管理办法（部分省份的相关文件列表见附录）。

## 五、发展成果

纵观过去 2009—2018 年的互联网医疗发展史，最大的成果是医疗行业从业人员以及居民和政府部门完成了互联网医疗的教育，开始认可和重视互联网医疗。一是互联网应用提高医疗机构服务与管理的效率和质量，二是互联网医疗正在增加医疗资源供给包括医生能力提升，三是用互联网医疗突破分级诊疗的难点，四是用疾病管理和复诊系统应对慢病挑战，五是点评机制推动优质医疗服务产生，六是网络信息传播促进全民健康，七是互联网大数据推动治理现代化。

虽然"互联网＋"医疗服务的发展依然存在许多不规范不完善的地方，但是其积极性不容忽视。可以说，互联网技术正在悄然改变着我国传统的医疗服务体系特别是公立医院服务体系。

### （一）惠民

第一，互联网应用正在提高医疗机构服务与管理的效率和质量。目前，越来越多的医院正在利用互联网技术改造其挂号、收费以及诊疗流程。在互联网技术的帮助下，患者可以通过手机应用或相关网站选择合适的医院进行预约挂号和在线支付，甚至可以通过网络实时追踪排队情况，这对节约患者排队时间、提高就医体验感具有非常正面的意义。例如，温州医科大学第一附属医院和北京市儿童医院利用互联网改造其就诊流程，在节约就诊时间和减少排队人数方面效果显著。实施互联网改造就诊流程以后，温州医科大学第一附属医院平均就诊时间从 240 分钟下降至 30 分钟，平均排队次数从 7 次下降至 1 次。北京儿童医院暑期日最高门诊量从 14000 次下降到 12000 次，门诊大厅日均滞留患者数从 2492 人下降到 2041 人。

第二，互联网医疗正在增加医疗资源供给，包括医生能力提升。互联网医疗也具有一定的共享经济的特点，鼓励医生利用空闲时间为患者提供服务。在我国优质医疗资源整体不足的情况下，利用空闲时间为患者提供服务是短期内增加医疗资源供给的一种较为有效的方式。根据前文的分析，北京、上海和广州的公立医院医生为患者提供电话咨询服务的时间主要集中在中午和晚上，并且，职称越高，服务越集中在晚上、服务的时间也越晚。从医生能力提升来看，专业化的社交圈为医生相互学习提供了良好的平台。通过远程医疗服务，基层和欠发达地区的医生也可以接触上发达地区的医院和医生，在为患者提供服务的同时也可以提高自身的诊断和治疗水平。

中国医生资源有一个关键问题是总量不足，而分布不均、医生间能力差别大，加剧了总量不足，这是看病难问题背后的核心原因之一。医生的成长周期非常长，要想培养一个专家更是动辄十几年，无法批量生产。如果我们不能解决量的问题，那我们只能在提高医生资源的利用效率上做文章。怎么办？有三种方法：一是让医生使用移动 App，开发医生碎片时间和业余时间，用这些时间解答患者提问。网上咨询、轻问诊，把那些不需要到医院现场解决的问题，放到互联网上解决，自然就成了互联网医疗最受欢迎的服务。好大夫在线平台上每天 20 万次医患服务，大部分都是咨询服务。而医生在好大夫在线平台上的总体碎片时间，达到每年 200 万小时。总体上看，整个社会得到的医生服务总量增加了。二是建立智能化专业系统、专业运营团队，把周边事务性工作承担下来，让医生只处理关键问题，提升医生效率，也相当于增加了医生资源供给。三是建立合理适当的患者付费机制，既可以避免浪费专家资源，也可以激励医生用业余时间为社会提供更多服务。

第三，互联网医疗改变患者就医模式，影响患者就医体验。互联网医疗平台的多年探索和发展，使患者的就医行为与习惯也发生了明显的改变。互联网贯穿于就医的全流程，拓展了诊疗的场景，患者的就医体验不再局限于线下医疗机构就诊的过程，医院的诊前诊后服务能够极大地提升患者的就医体验。

就诊前，互联网医疗平台提供了患者迫切希望了解的相关信息，为患者选择合适的医院和医生提供依据。患者就医过程中，首先迷茫无助的是在院外的部分，找谁看、怎么找、怎么用药、何时复诊、康复护理等都是患者急需解答的问题。据调查，超过六成的患者在线下医疗机构就诊前会上网查找对比医院信息、医生擅长信息、门诊时间及患者的评价。其次，互联网医疗平台为患者建立了在诊前与医生直接联系的渠道，提高了患者就医的准确性和可及性，能够帮助患者提前做好诊前准备，合理安排就医过程，节省在排队挂号上和就医行程安排上的时间。最后，充分的诊前沟通，可以帮助患者明确就诊目标、建立合理的就诊预期和理解医生的工作，增进医患信任。

就诊结束后，互联网医疗平台则提供了保持医患联系的途径，随访和复诊线上完成，在确保治疗效果的同时，免除了患者路途上的奔波，大量节约时间成本和经济成本。在疾病治疗的全过程中，无论门诊患者还是住院患者，其院内就诊的时间都是相对短暂的，更漫长的"治疗"过程，是在家遵医嘱用药和康复，这一过程中，患者有大量的疑问需要解答，如果患者不能及时、方便、高效地联系到医生，获得专业的指导，将在一定程度上影响患者的治疗效果，更大大降低就医体验。互联网为解决这一问题提供了手段，医生可以为患者在线提供用药指导、康复指导、线上复诊等服务，提高患者就医的可及性、连续性，确保治疗效果，提升患者体验。随着中国疾病谱的变化，常见病和慢性病成为主要的疾病负担，患者需要经常往返于家和医院，尤其是我国医疗资源地域分布不平衡，使跨省就医、赴北上广就医，成为普遍现象，频繁长途复诊极大增加了患者的负担。而线上复诊的方式，解决了患者的这一痛点，患者的现实需求，进一步催生了医疗市场对此类服务模式的追捧。

第四，网络信息传播促进全民健康。没有全民健康，就没有全面小康。健康中国战略，是一个宏大的战略，对中国社会的影响将是深远的。但是现阶段，实现全民健康的相关基础还非常薄弱。达成健康的过程，是具备健康知识和意识、产生健康行为、养成健康习惯这样一个进阶过程。

在现阶段，传播健康知识的第一个重要任务，是将疾病知识传递给目标人群。疾病是每一个人都要面对的，但医疗知识门槛很高，医患之间存在严重的信息不对称。而互联网的基础功能就是传递信息，所以，互联网医疗的第一个职能就是传递疾病和诊疗知识，将针对每一种特定疾病的患者必备知识传递给目标患者。一直以来，这种疾病知识的患者教育，是医生的主要工作之一。但是我们的医生太忙，没有时间过多讲解，所以患者不满意，医患矛盾经常出现。现在医生们可以把自己写的科普文章放在网上，患者就诊前读一下，就没有那么多疑问了，医生也节省了大量时间。在好大夫在线上，有80万篇科普文章。我们发现，凡是通过互联网做科普的医生，医患矛盾发生的比例非常低，医患互信加强了；而他们的患者，医嘱执行率高，治疗成功率高，远期来看健康意识也高。

在基层，全国都在推动家庭医生签约服务。在90万基层医疗机构（社区卫生中心、社区卫生站、乡镇卫生院、农村卫生室）中，家庭医生的专业能力还亟待提高，要为他们找到工作抓手。互联网医疗平台在基层的主要功能是：（1）用远程专家门诊等远程医疗平台，促进专科——全科医生合作体系（专全团队）开展工作，提升基层医生的可信度；（2）提供工具库（如科普知识体系），为基层医生赋能；（3）提供运营平台，

统一基层医生动作，帮助他们做好健康教育，给他们提供改变居民健康行为的工具。（见图 3-19）

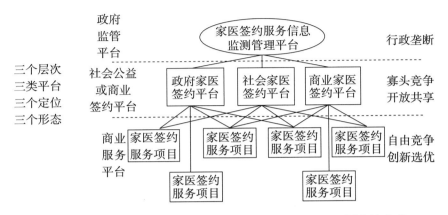

**图 3-19 "互联网+"家庭医生签约服务实现实效全民覆盖的方式**

### （二）赋能

第一，用疾病管理和复诊系统应对慢病挑战。30 年前，感染类疾病导致的死亡还能排进前十，现在，致死量前十名的疾病几乎都是慢病了。一方面，随着医学科学的发展，急性病的治疗水平不断提升，慢病问题就凸显出来了；另一方面，老龄化加剧了这个问题的表现。慢病这个挑战来势汹汹，是对我国医疗卫生体系一个很大的冲击。我们的医疗技术需要突破，医疗流程更需要更新。慢病患者大部分时间不在医院，院内流程派不上用场。他们治疗的主战场是家里，这就需要一个全新的诊疗平台。互联网医疗给出了最佳选择。利用互联网建立诊后疾病管理云平台，把规范化的信息、诊疗动作传递到患者家里，获取病情反馈，辅以线下药品配送、医生间协作，把对抗慢病的工作主平台放在云端，这才是唯一的解决之道。

第二，规范化管理系统。主要基于四个方面：一是建立规范的必备疾病知识学习系统，提高患者依从性；二是建立规范的复诊自动提醒、安排，使定期的干预落实；三是建立规范的患者病情反馈系统，将家中测量的血压、血糖等生命体征及时准确传递给医生；四是及时的医患沟通求助，让患者随时能得到医生的服务。

第三，实施必要的诊疗行为。在医生判断不需要面诊时，通过互联网续方、调整治疗方案，让药店送药上门，可以避免患者反复奔波，也能提升诊疗效率，减轻医院门诊压力，最终降低社会成本。

第四，建立专科医生、家庭医生合作共管机制。诊后管理系统的使用，首先是在专科医生群体中流行起来的，随着家庭医生在慢病管理中的职能逐渐明确，其使用线上平台的动力越来越强。

第五，对贫困偏远地区的支援。按照互联网医疗服务的地域性，从北京城市发展战略来说，互联网医疗服务的发展能够将北京优质的医疗资源辐射到整个京津冀地区，这对于实现京津冀一体化战略具有正面积极的意义。从服务属性的角度来说，即使在互联网技术快速发展的今天，互联网医疗服务仍然具有典型的O2O性质，患者在互联网线上咨询和转诊的同时，也十分依赖于线下服务的可及性和品牌认可度。这一发现对进一步明确互联网医疗服务的特点和发展方向具有较强的启示意义。与此同时，除了东北和华北地区以外，北京医生资源在西北地区也发挥着非常重要的作用。基于好大夫在线的数据可以发现，北京医生是甘肃、宁夏地区的患者在进行互联网医疗服务选择时最为重要的来源之一。并且，随着问诊级别的增加，北京医生所占的比例也越高。（见图3-20至3-23）可见互联网医疗平台在实现东西支援方面发挥着较为重要的作用。

## （三）治理

第一，医院的互联网影响力深度影响患者的就医选择。患者怎么选择医院？医疗的特殊性，决定了患者在就医选择上具有趋高性。也就是一般而言，每个人都希望找到最好的医院、最好的医生来给自己治疗。因此，患者在就医前对于了解医院和医生的专业性、知名度、口碑，具有强烈愿望。互联网越来越成为人们获取有关信息最主要的手段，也成

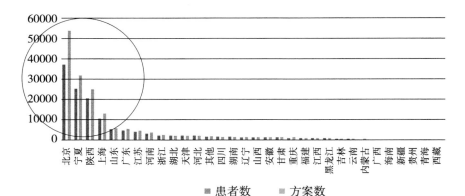

图 3-20　好大夫在线宁夏患者线上问诊数

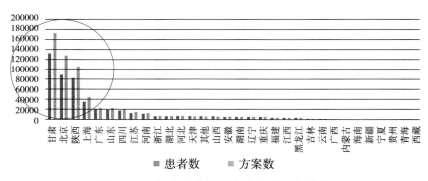

图 3-21　好大夫在线甘肃患者线上问诊数

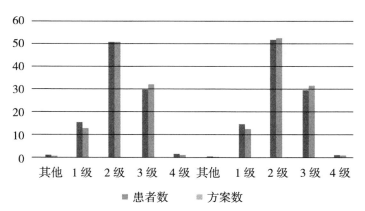

图 3-22　好大夫在线宁夏、甘肃患者线上诊疗方案分级别比重（%）

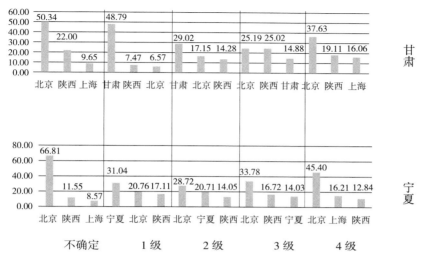

图 3-23 好大夫在线甘肃、宁夏患者问诊医生来源地前三位情况
（按不同级别问诊）

为人们在更大范围，甚至全国范围了解就医信息的重要渠道。互联网影响力越大，被搜索次数越多、使用量越大、口碑越好的医院，越可能成为患者的选择，从而匹配到更多的精准患者。

第二，医院的互联网影响力倒逼医生、医院改善线上服务。医疗是信息严重不对称的行业，因此口碑极其重要，人们更多是通过医生、医院的口碑来做出选择。互联网是口碑传播的加速器。医生、医院通过提供优质的诊前诊后在线服务，提高患者的满意度，形成好的口碑，好的口碑通过互联网加速传播和扩散，有效提高医生、医院的互联网影响力。互联网影响力对医生、医院也提出了新的要求。医生、医院在关注临床实力提升的同时，也必须通过改善诊前诊后的线上服务和人文关怀，来提升患者的就医体验，进而提升医生、医院在互联网时代的竞争力。这也为改善患者就医的便捷性和获得感，起到正向作用。

第三，用互联网医疗突破分级诊疗的难点。原卫计委一位领导说过："分级诊疗成功之日，就是医改成功之时"，可见分级诊疗的重要性。分级诊疗提出大病不出县，但是北京、上海以及各个医疗中心城市，人口流动的一大主题仍然是就医。患者们真的愿意往大城市大医院跑吗？不是的。实际上，如果有可能，任何人都愿意就近解决问题，不愿意长途跋涉。之所以非要去大医院，是因为专家不来基层，本地没有他们需要的优质医疗服务。

2017 年 6 月，好大夫在线首创了远程专家门诊这个服务形式，在试点区域已经取得初步的成功。这个服务是这样的流程：第一步，患者在本地医院就能挂上级医院的专家号；第二步，好大夫在线为患者选定一个上级专家、一个本地医院的医生，由本地医生整理病历、准备好各种检查；第三步，由本地医生陪同患者一起，向上级专家发起远程视频问诊；第四步，上级专家给出建议后，由本地医生落实治疗方案。

这样的服务形式，对于上级专家来说，不用跑基层，也能把关键意见输送到基层一线；对于本地医生来说，和上级专家联合出诊，就是学习过程，快速提升了他们的专业能力；对于患者来说，不用奔波，还能享受更高的本地医保报销，省时省力省钱少痛苦，对于一个银川来北京的患者，单交通食宿费用就至少能省掉 3000 元；对于本地医院来说，留住了患者，增加了业务量；对于卫生管理部门来说，大病不出县的分级诊疗目标完成了。可以说，这是个各方受益的服务。截至 2017 年底平台上注册医生已经达到 17 万人，其中来自三甲医院的超过 12 万。以前，这些医生主要是直接服务于患者个体，现在，远程门诊实质上是让上级专家向基层医生提供咨询服务，即使基层医生不会，上级专家也能出方案帮他把这个病治好。如此几个同类病例之后，就把基层医生教会了。可见，让上级专家服务于基层医生，社会获益更大，专家资源的利用效率更高。

事实上，这个业务也是非常受欢迎的，从 6 月份正式开通以来，开通服务的上级专家已经达到 1 万人，全国已经有 400 多个地区发生过远程门诊业务。这一业务的目标是 10 万名上级专家开通远程门诊，把专家们的服务能力输送到基层，让全国每一个县人民群众在家门口就能看上三甲医院专家。

第四，点评机制推动优质医疗服务产生。好大夫在线在 2006 年推出了第一个患者评价医生的机制，到现在，患者已经写下了数百万条评价。这个数据库从第三方中立角度，长期地、大规模地记录了人民群众对医疗服务的评价。由于互联网天生就是一个信息传播的"放大器"，每天有超过百万人在浏览这些评价，并基于此做出自己的就医决策，这些数据每天都在影响百万患者的就医流向。这种影响力，也让越来越多的医生有意识地改变自己的沟通方式，服务质量不断提升。现在，学者们、研究机构也开始意识到，评价一个医疗服务，患者的互联网点评已经是不能忽视的了。

第五，互联网大数据正在推动卫生治理水平提高。例如，上海市通过信息化技术手段，建立起多个数据平台，通过对每个公立医院的相关数据进行分析，认清公立医院服务产出的目标与方向，并通过大数据建立了相关标准。[1]上海市通过大数据分析病种和效率、技术、费用、资源的关系，科学评价公立医院的服务与效率、技术水平、费用控制、资源配置的合理性。这表明互联网大数据可以成为决策者和管理者的工具，大幅度提高卫生治理水平。

除此之外，我国"互联网+"医疗服务的快速发展也培育出一批具有创新能力的企业。特别是近年来随着互联网医疗健康行业的发展，行业内部已经开始分化，形成了以少数几家头部企业为代表的平台型公司。

在服务患者、会诊以及患者管理方面，平安好医生、好大夫在线、春雨医生等第三方平台快速成长，其服务数量和服务质量稳步提升。在服务医生方面，以丁香园、医脉通等企业为代表的第三方平台正处于行业领先之势。与此同时，"平台+医院"的 O2O 模式也正在探索中。万家云诊所、企鹅医院、京东云医院的新模式也在市场上占据了重要的地位。相信随着行业的深度发展，不同企业之间的兼并和整合将不可避免。

---

[1] 《许速：上海用大数据撬动公立医院服务产出优化》，健康界，2016 年 8 月 21 日，https：//www.cn-healthcare.com/article/20160821/content-485095.html?from=mail。

在需求方面，我国"互联网＋医疗"的快速发展使互联网医疗用户快速增加。2017年我国互联网医疗的用户规模已达到2.53亿，渗透率为32.7%。通过对部分用户对互联网医疗产品中各功能的使用率调查发现，目前用户使用率最高的仍是网上预约挂号，约占受访用户的67.1%，以此避免在医院排队浪费的时间和不必要的麻烦。其次是病友交流（51.5%）、咨询问诊（47.6%）、医疗信息查询（44.8%）、网上药店（33.8%）等。这些应用能够使用户更加便捷地享受医疗服务、药品服务和医疗信息，提高用户的获得感。更为重要的是，"互联网＋医疗"也使消费者的习惯发生了快速的改变。在行业发展初期，"互联网＋"医疗服务企业通过免费或者补贴的方式吸引消费者。随着服务质量的提高以及消费习惯的养成，越来越多的消费者愿意为"互联网＋"医疗服务付费。据好大夫在线平台的数据，2016年上半年的付费服务只占到10%—20%，但是到2017年下半年，付费服务的比例已经超过了60%。根据调研结果，已有接近75%的受访者表示愿意为"互联网＋"医疗服务付费。（见图3-24）付费习惯的养成对行业健康可持续的发展奠定了较为良好的基础。

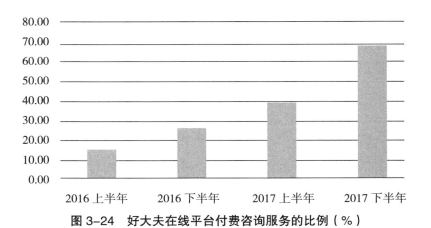

**图 3-24　好大夫在线平台付费咨询服务的比例（%）**

# 第四章
# 我国"互联网＋医疗健康"实践案例

## 一、业界行动

### （一）银川智慧互联网医院

由于西部地区，尤其是宁夏的地理位置、人口规模、经济基础等一系列因素的影响，优质医疗资源相对缺乏，医疗服务能力存在短板。在"互联网＋"国家战略指引下，好大夫在线以促进西部地区卫生事业发展为契机落地银川，在银川市政府支持下成立银川智慧互联网医院。

好大夫在线成立于 2006 年，是中国知名的互联网医疗平台，也是备受行业信赖的医疗平台。成立以来，好大夫在线运用互联网的新思维及新技术，尊重医疗行业的特有规则和基本规律，打造了医生认可、患者信任，口碑较高的第一个海量医生在线的医疗服务平台。

互联网医疗行业认可两个核心竞争力，即大大提升医生工作效率的能力和连接医生与患者、医生与医生的能力。通过这两个能力的不断积累，好大夫在线建立起了很高的竞争壁垒，一是截至 2018 年平台上拥有 17 万实名注册的医生，其中 85% 是主治医师以上级别，73% 来自三甲医院，以北京协和医院为例，就有 54% 的医生注册，可以说高端专家资源非常丰富；二是患者量很大，每天不重复的浏览者超过 300 万人，共有 4000 万人上传过详细病历寻求医生的服务。可以说，对于医生、患者这两个核心群体，好大夫在线的覆盖率、服务量及服务满意度在行业中有目共睹。

除了传统的咨询服务以外，银川智慧互联网医院的一大特色就是远程专家门诊。这是好大夫在线以互联网平台为依托，辅助银川市第一人民医院设立的新型远程会诊服务。向上可随时向国家级专家发起请求，救治自治区内疑难病例；向下将专家服务通过互联网下沉基层，为偏远地区提供常态化帮扶，满足基层日常医疗需求。远程专家门诊的主要服务特点，一是"由患者自己发起"，减少异地就医需求；二是建立了上万名专家协同的远程专家库，覆盖所有科室方向；三是组建了专业运营团队，把控服务质量，提升会诊运行效率；四是建立"患者付费—医生服务—反馈评价"的良性循环机制，激发医生服务的主动性，有监督的在线医疗服务。

图 4-1 展示了远程专家门诊的服务流程。第一步，申请服务。患者可在好大夫在线购买指定医生的远程专家门诊服务。第二步，匹配医生。好大夫在线基于病情的分诊，为患者推荐一位上级专家与一位本地医生，经三方同意后生成订单，安排联合出诊时间。第三步，完善资料。协助上下级医生快速联系，由本地医生整理完善所需的病历病史资料和远程需求，通过好大夫在线上传给上级专家。第四步，视频问诊。患者在本地医生陪同下，与上级专家进行远程视频问诊，咨询病情。第五步，落实方案。上级专家给出诊治建议后，本地医生在当地医院落实诊疗方案，并配合上级专家进行随访。截至 2018 年 4 月 30 日，银川智慧互联网医院帮助宁夏当地患者完成远程专家门诊共 1146 例。北京、上海、西安、四川是专家提供远程服务最多的省市。科室分布方面，神经内科、肿瘤内科、足踝外科、小儿康复科、心血管内科是患者需求较为集中的科室。疾病分布方面，肿瘤、心脑血管病、复杂骨折等危重疾病，占远程专家门诊订单的主要部分。

与此同时，银川智慧互联网医院还建立了"诊后健康管理"模式。即患者线下就诊后，通过银川智慧互联网医院与诊治医生建立诊中和诊后连续的健康管理。医生通过这种长期稳定的关系，一方面可把间断的

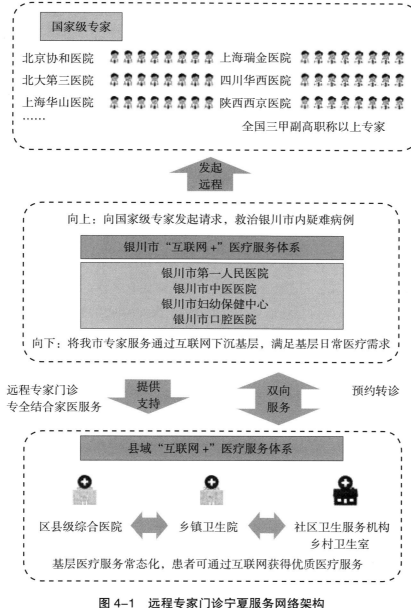

图4-1 远程专家门诊宁夏服务网络架构

单次诊疗转向长期诊疗，甚至终身跟踪治疗，另一方面也可提高患者就诊效率和依从性。更关键的是，医生可以帮助患者在线解决病情疑问，从而降低医疗成本，提高就诊效果。截至2018年，银川智慧互联网医院已经与宁夏 54 家医院，4080 名医生建立在线服务，服务患者达 95347 名，宁夏地区医生服务宁夏患者 41258 名。

## （二）广东省网络医院

2014 年 10 月 25 日，广东省第二人民医院在国内率先开展网络医疗实践，为平台深化分级诊疗，实现省级优质医疗资源下沉进行了很好的探索。2018 年，广东省第二人民医院各科室和新招聘在网络医院上班的医生为 50 人，医院各县区 19 家分院有 210 人每天在线。另外，医院还有 550 名兼职医生，在实体医院休息时间参与上线接诊，医生助理也有近 300 人。这些线上医生为群众提供了便捷、质优、价廉的专业医疗服务。截至 2017 年 9 月 28 日，广东省网络医院在社区医疗服务中心、乡镇卫生院、村卫生室、大型连锁药店建立接诊点，累计开放并持续使用 6885 家网络接诊点。广东省网络医院的网络接诊点在全省范围内分布广泛，群众可以选择就近网络接诊点登录网络医院的医疗平台，直接与在线医生"面对面"视频诊疗。广东省网络医院电子处方主要针对四类人群，一是社区慢性病患者；二是出院术后康复患者；三是药店自行购买处方药的患者；四是感冒发烧等常见病、多发病患者。截至 2017 年底，广东省内的在线网络接诊人数达到了 270 多万人次，开具处方近 230 万张。广东省网络医院接诊点每天平均接诊超过 2 万人次，平均每张处方金额约 70 元。以 2017 年 9 月 28 日为例，当天活跃接诊点 4083 家，接诊 22001 人次，处方 21005 张；平均每方 107.0 元，其中低于 50 元的处方占比 81%，50—100 元的处方占比 7%，100—500 元的处方占比 6%，超过 500 元的处方占比 5%；当天平台总计交易金额 610 万元。广东省网络医院利用互联网、物联网工具建立远程影像、远程心电、胸痛中心等平台，通过接诊点检查诊断设备由基层医疗机构技师采集患者资料（数据）传送到三级医院诊断中心，经专家分析诊疗后将诊断结果、分析报告发送至基层医疗机构。例如，广东省网络医院对清远市阳山县就采取类似的做法。一是对危急重症、复杂病例开展实时网络会诊指导，共同制定诊疗方案，提高救治能力；二是开通远程影像传输系统，直接连通两地的影像科、放射科、超声科，阳山县人民医院根据需要上传 X 光、B 超、心电图、检验病理等检查检验结果，省二医实时网络诊断并回传，有效提高基层诊断水平。

## （三）丁香园

丁香园创建于 2000 年，2005 年迁址杭州并设立公司，通过专业的内容分享、丰富全面的数据积累、标准化高质量的医疗服务，丁香园连接医院、医生、科研人员、生物医药企业、保险和大众，打造了医疗学术论坛及一系列移动产品。

丁香园主营生物医药和健康服务行业，基于移动互联网、大数据分析技术，形成以"丁香园"为品牌的医疗健康综合服务平台、医药信息数据库（INSIGHT）及面向大众端的移动 App 应用、微信公众号和线下医疗服务等系列产品。线上主要针对 To D、To B 和 To C 进行布局，线下战略布局丁香诊所。

## （四）杏树林

杏树林信息技术（北京）有限公司成立于 2011 年，是国内知名的互联网移动医疗企业，致力于让医生行医更轻松，让医疗体系更高效。杏树林在创办之初的信念是让"协和三宝"（图书馆、病案室、老教授）成为中国医生的三宝，成为每一个医生手机里的专业工具。杏树林旗下的 App 产品"医口袋"和"病历夹"，为医生提供临床诊疗和学习工具，是医生职业成长社区和协作平台。

## （五）中国家医网

中国家医平台由基层卫生司指导，通过业务管理需求拉动，委托《健康报》主办，全面引入互联网、大数据技术，解决家庭医生签约服务的信息互联互通及全国管理问题，是基层卫生领域信息服务的重要创新。截至 2018 年 9 月 10 日，平台已经入驻来自全国的基层医生 13.7 万人，组建家庭医生团队 4.1 万支，可为 8230 万居民提供签约服务，目前已签约 1240 万居民。

在信息化推动家庭医生签约服务的同时，中国家医网注重家庭医生签约服务领域的卫生治理工作。2018 年初，基层卫生司两次召开专家论证分析，根据会议专家及各省的建议，决定启动家庭医生签约双平台信息战略，即在中国家医平台基础上，单独组建以管理为中心的"中国家庭医生签约服务信息管理平台"（以下简称国家管理平台），进一步强化了政府职能与社会服务职能责任分工，有利于探索一条实用有效的中国家庭医生签约服务信息化道路。国家管理平台为全国 2851 个区县、341 个地市、31 个省建立了当时，管理账号体系及相应的家庭医生签约管理体系，有 400 多区县级卫生行政管理部门在使用该平台开展所辖地区的家庭医生签约管理服务。

## （六）众阳健康平台

山东众阳健康公司开发了一系列产品，包括基层综合管理信息系统、基本公共卫生产品、远程医学平台、慢性病预警机器人体系、慢病诊疗机器人体系以及智慧健康体系平台等。2018 年 7 月，全科医生诊疗机器人，为基层医生提供了新的辅助决策工具。

2018 年 10 月，哈佛大学公共卫生学院叶志敏（Winnie Yip）教授在《哈佛公共卫生杂志》（*Harvard Public Health Magazine*）上发表题为《脱下袖口：21 世纪赤脚医生》（*Off the Cuff：21st-Century Barefoot Doctors*）的文章①，提出"（21 世纪赤脚医生）是在初中后接受两到三年培训的人，他们将获得人工智能和大数据辅助决策的支持。应用软件和互联网工具会进行数据分析，以帮助医生提出正确的问题、提供各种

---

① Winnie Yip, "Off the Cuff：21st-Century Barefoot Doctors," *Harvard Public Health Magazine*, https：//www.hsph.harvard.edu/magazine/magazine_article/off-the-cuff-barefoot-doctors/.

诊断的可能性、提出治疗建议。它是一个受到大数据分析支持的算法决策树"。

在中国，基层医疗机构能力较弱，医改"强基层"面临多种困难。以众阳健康为代表的健康信息平台、辅助决策系统可能有助于提升基层医生的诊疗质量，提升基层医疗机构综合能力，为推动"分级诊疗"提供可行的实现路径。

### （七）翼展医疗

翼展医疗是一家提供智慧医学影像解决方案的专业医疗机构，同时是专注于医学影像人工智能应用研发的高科技企业。通过提供影像科室共建、影像设备租赁、医学影像信息化建设、影像医生集团诊断咨询、实时远程精准诊断、数字胶片、第三方独立影像中心、人工智能影像诊断等全方位综合服务，打造以智慧影像为核心的多维生态体系。

据行业数据显示，中国放射基层能力差，放射门诊年 20 亿人次左右，每年增速达 30%，但放射医生增长仅 4.1%，基层医院诊断正确率不足 50%，三甲医院诊断正确率不足 70%，误诊漏诊现象大量存在。影像诊断工作天生在线，格式标准化，适合远程。欧洲放射医生大多在家办公，通过远程诊断服务患者。但医学影像远程诊断也存在不少挑战，政策层面突破互联网服务的一些目录，比如电子化胶片收费、远程诊断收费、远程会诊收费及其辅助诊断收费等。

## 二、行业组织行动

随着 2018 年 7 月《互联网诊疗管理办法（试行）》等三个文件的出台，互联网医疗行业从前路未知到有法可依，正式迎来快速发展期。如何落实文件精神、促进新技术新模式的健康有序发展，成为这个创新领域迫切需要解决的问题。10 月 27 日，全国最顶尖的一批互联网医疗企业，包括好大夫在线、丁香园、微医、春雨医生、唯医骨科、杏树林等

40 家互联网医疗创新企事业单位，在银川市宣布成立行业协会——银川互联网＋医疗健康协会，目标是建立行业自律机制、推动行业标准和行业规范的建立。协会成立当天便发布、实施《银川互联网＋医疗健康协会给全国同行们的倡议书》和《银川互联网＋医疗健康服务隐私保护公约草案》。

好大夫在线首席执行官（CEO）王航担任协会第一任会长，丁香园创始人李天天、微医首席执行官廖杰远担任副会长。协会理事单位包括好大夫在线、丁香园、微医、平安好医生、京东健康、唯医骨科、春雨、翼展、蓝卫通、航信景联、爱康国宾、智云健康，共计 12 家。

银川互联网＋医疗健康协会成立后，将重点推进三方面工作：

第一，开展对"互联网＋医疗健康"的理论研究。银川互联网＋医疗健康协会专门成立了学术委员会，对互联网医疗开展询证研究，通过严谨的实验设计、真实的行业数据分析等方法，发现互联网医疗的价值和不足，为政策规范和行业标准的进一步完善，提供可靠的依据。

第二，建立行业自律机制。行业的良性发展，不能仅仅依靠政策监管，更需要行业自律，尤其医疗相关行业，更需避免急功近利，劣币驱逐良币的现象。在银川市卫计委的领导下，银川互联网＋医疗健康协会在成立之初，便倡议全行业"不开展有损患者利益的医疗广告模式，不开展有药品回扣嫌疑的业务，不开展利用公立医院挂号、床位资源获利的业务，坚决抵制任何从买卖隐私信息中获利的违法行为"。

第三，推动行业标准和行业规范的建立。规范的制定和有效的监管，都需要深入企业的运营实践，从而发现问题，总结经验，让监管管到点上，让百姓的利益真正得到保障。目前，银川前期试点过程中获批的所有互联网医院，已经全部加入银川互联网＋医疗健康协会，覆盖在线问诊、远程诊断和远程医疗、大数据、健康管理、医生教育等各个领域，可以为探索行业标准，提供最全面的第一手资料。

2018 年对于互联网医疗行业具有里程碑意义，国家将首个"互联网＋医疗健康"示范区设立在宁夏，旨在利用银川互联网医疗企业聚集的优势，和宁夏、银川在政策创新上勇于探索的精神，为全国的互联网医疗发展进行试点。在这个国家级示范区产生的研究成果，将有可能成为全国样板，为国家政策规范的完善提供有价值的参考。

## 三、地方政府政策

此外，各地方政府也在积极探索推进"互联网＋医疗健康"发展和互联网医疗监管的政策，基本上都结合各地区实际情况先后出台了发展意见和制定了相应的互联网诊疗及互联网医院管理办法。特别值得一提的是，2020年8月，银川卫生健康委发布《银川市互联网诊疗服务规范（试行）》，从医院和医师行为规范、病历规范、药事服务、医疗质量管理、数据安全以及监管内容等七方面对互联网诊疗服务进行了详细规定，在国内引起了广泛关注。

### （一）宁夏回族自治区成为首个"互联网＋医疗健康"示范区

长期以来，宁夏对卫生健康工作高度重视，为了帮助缓解老百姓看病难问题，尤其是偏远区域的贫困人口看病就医问题，以改革创新的勇气和精神，在西部地区率先推进"互联网＋医疗建康"发展，为促进西部大开发、推进健康扶贫、融入"一带一路"建设等注入新的动力。宁夏推动构建有序的分级诊疗格局，建立了"国家、自治区、市、县、乡"五级远程医疗服务体系，对接30家国家级医疗单位，覆盖区内7家自治区级医院、22家市县综合医院、196家乡镇卫生院，为开展远程会诊、远程门诊、远程影像、远程心电、远程超声、远程病理、远程查房、远程教育等多种远程医疗应用奠定了基础。

在推动优质医疗资源下沉的同时，加强互联网医院建设。自2016年12月银川市第一人民医院与好大夫在线合作建设银川智慧互联网医院，已有丁香园、航信景联、京东、360健康、春雨医生等29家全国互联网公司与银川市政府签订战略合作协议，多家互联网公司取得了

《医疗机构执业许可证》。

2018 年 8 月 2 日，宁夏正式获批成为中国首个"互联网＋医疗健康"示范区。9 月 17 日，国家卫生健康委与宁夏回族自治区政府在北京举行共建"互联网＋医疗健康"示范区战略合作协议签署仪式。之后，顶层设计上，宁夏制定了《宁夏回族自治区"互联网＋医疗健康"示范区建设规划（2019—2022 年）》《关于促进宁夏"互联网＋医疗健康"产业发展的意见》《宁夏"互联网＋医疗健康"便民惠民行动计划（2018—2020 年）》等"互联网＋医疗健康"规划与政策。

## （二）银川市全力推进"互联网＋"医疗服务

银川市借力宁夏建设国家级"互联网＋医疗健康"示范区优势，逐渐探索形成了一套低成本的"互联网＋医疗健康"银川模式。一是搭建平台。把银川市各医疗机构的各个应用服务平台，整合成一个线上线下一体化的协同平台，建立统一的数据中心，实现了健康医疗数据互联互通。二是创新机制。银川市从 2016 年开始，先后出台了 19 项互联网医疗配套政策，基本形成了一套相对完整的政策体系。三是建设应用体系。包括建设互联网应用体系；建设便民服务体系，开发银川健康广场微信小程序，统筹全市医疗机构的资源，统筹全市号源、床位、大型医疗设备信息和药店信息；建设远程诊断体系，分层级建设了各类远程诊断中心，通过人员云化、平台虚拟化、机制市场化原则，实现时间上、地域上和诊断内容上全覆盖；建设线上门诊体系，建立了全市三个层级的"互联网＋"远程门诊服务体系；建设健康管理服务体系，建设了多个线上线下一体化的慢病管理服务体系，全面开展慢病管理和医养结合相关工作；建设药事服务体系，建设药品流通服务云平台、处方审核流转中心、精准药学服务中心等项目，提供全流程的药事服务；建设科研教育体系，成立了银川市"互联网＋医疗健康"应用研究中心，组织全国各个互联网公司的 100 多名工程师，与银川市各医疗机构共同开展医疗服务模式的创新；建设医疗监管质控服务体系，把医疗、医保、医药几个方面的监管整合，成立综合监管服务平台。

监管方面，银川市卫生健康委根据《中华人民共和国执业医师法》《医疗机构管理条例》《互联网医院管理办法（试行）》《互联网诊疗管理办法（试行）》《医疗质量管理办法》《医疗机构病例管理规定》《病历书写基本规范》《电子病历应用管理规范（试行）》等法律法规，在总结各家互联网医院运行情况以及借鉴其他地方探索实践的基础上，研究制定了《银川市互联网诊疗服务规范（试行）》，通过梳理互联网医疗现行问题，主要从医院和医师行为规范、病历规范、药事服务、医疗质量管理、数据安全等五个方面对互联网诊疗服务作出规定。作为全国首个互联网诊疗服务规范，该规范提出了一系列的创新型举措，注重加强和细化全流程管理以及制度建设。针对药事服务，要求互联网医院应建立处方审核制度及相关流程、建立高危药品目录和相应特殊的管理制度、设置"药事委员会"、建立药品不良事件上报制度等；针对医疗质量管理，明确互联网医院应建立互联网诊疗活动质量监督和投诉反馈制度，并提出对违反的医师的具体惩罚措施和遇医患纠纷无法协商处理时的解决途径。此外，该规范也为互联网诊疗服务划定了一些禁区和红线，如明确要求不得用人工智能等技术完全代替医师进行问诊、书写病历、开具处方等诊疗行为，明令禁止线上药品回扣、药品销量统计行为等。

定价与支付方面，一是明确"互联网+"医疗服务医保支付范围，医疗服务项目按医疗机构性质实行分类管理。2019年，宁夏回族自治区医疗保障局印发《关于落实"互联网+"医疗服务价格和医保支付政策的通知》，明确非营利性医疗机构依法合规开展的"互联网+"医疗服务，医疗保障部门主要按项目管理，未经批准的医疗服务价格项目不得向患者收费；营利性医疗机构提供依法合规开展的"互联网+"医疗服务，可自行设立医疗服务价格项目；互联网医院按其登记注册的所有制形式和经营性质适用相应的价格项目政策。二是制定"互联网+"医疗服务项目试行价格，解决收费政策不明朗问题。宁夏回族自治区医疗保障局卫生健康委员会于2019年印发《关于制定第一批"互联网+"

医疗服务项目试行价格和医保支付政策的通知》，明确"互联网 +"医疗服务中互联网诊疗、远程会诊、远程监测等三大类项目价格。

## （三）江苏出台"互联网 +"多个医疗服务项目收费编码和标准

2018 年 11 月，江苏省物价局、卫生和计划生育委员会、人力资源和社会保障厅印发《关于制定部分"互联网 +"医疗服务项目试行价格的通知》，对远程会诊、远程诊断、互联网医院门诊的价格进行了明确，列出部分"互联网 +"医疗服务项目试行价格，比如互联网医院门诊诊察费，普通医师在三类和二类医院分别为 12 元和 10 元，副主任医师分别为 22 元和 15 元，主任医师分别为 35 元和 25 元，专家为 50 元和 40元。其他详见表 4–1。

## （四）山东省设立省级互联网医疗服务监管平台

2018 年 7 月，《互联网医院管理办法（试行）》发布，其中第六条规定：实施互联网医院准入前，省级卫生健康行政部门应当建立省级互联网医疗服务监管平台，与互联网医院信息平台对接，实现实时监管；第三十条规定：省级卫生健康行政部门与互联网医院登记机关，通过省级互联网医疗服务监管平台，对互联网医院共同实施监管，重点监管互联网医院的人员、处方、诊疗行为、患者隐私保护和信息安全等内容。

根据《互联网诊疗管理办法（试行）》和《互联网医院管理办法（试行）》的有关规定，为进一步促进"互联网 + 医疗健康"发展，规范互联网诊疗行为，提高医疗服务效率，保证医疗质量和医疗安全，山东省卫生健康委确定在省全民健康信息平台框架下依托省远程医疗服务平台建立山东省互联网医疗服务监管平台，与互联网医院登记机关对互联网医院实施共同监管，成为国内最早设立省级互联网医疗服务监管平台的省份之一。山东省互联网医疗服务监管平台上线运行后，符合条件的医疗机构在申请互联网医院准入前，要先实现与互联网医疗服务监管平台的对接，再向执业登记机关提出设置申请。

表4-1 江苏部分"互联网+"医疗服务项目试行价格表

| 编码 | 项目名称 | 项目内涵 | 除外内容 | 计价单位 | 价格（元） | | 说明 |
|---|---|---|---|---|---|---|---|
| | | | | | 三类医院 | 二类医院 | |
| 1111 | "互联网+"医疗服务 | | | | | | |
| 111101 | 远程会诊 | | | | | | 按受邀方医疗机构类别收费。邀请方应当根据患者的病情和意愿组织远程会诊服务，并向患者说明远程会诊内容、费用等情况，征得患者书面同意，签署远程会诊服务知情同意书。参加会诊专家为副主任以上医师。 |
| 111101001 | 远程单学科会诊 | 指单个学科会诊。开通远程医疗网络系统，邀请方医疗机构向受邀方医疗机构提供医学资料，双方通过视频交互方式进行的单学科会诊，受邀方将诊疗意见告知邀请方，并出具有医师签名的诊疗意见报告。邀请方根据患者临床资料，参考受邀方的诊疗意见，决定诊断与治疗方案。 | | 次 | 200 | 200 | |
| 111101001-a | 远程单学科会诊 | | | 次 | 医院自主定价 | | 指邀请方或受邀方在省外、境外的医疗机构。 |

续表

| 编码 | 项目名称 | 项目内涵 | 除外内容 | 计价单位 | 价格（元）三类医院 | 价格（元）二类医院 | 说明 |
|---|---|---|---|---|---|---|---|
| 111101002 | 远程多学科会诊 | 指多个学科会诊。开通远程医疗网络系统，邀请方医疗机构向受邀方医疗机构提供远程多学科资料，双方通过视频交互方式对患者的病情进行的多学科（至少三学科）会诊，受邀方将诊疗意见告知邀请方，并出具有相关医师签名的诊疗意见报告。邀请方根据患者临床资料，参考受邀方的诊疗意见，决定诊断与治疗方案。 | | 次 | 600 | 480 | |
| 111101002-a | 远程多学科会诊 | | | 次 | 医院自主定价 | 医院自主定价 | 指邀请方或受邀方在省外、境外的医疗机构。 |
| 111101003 | 同步远程病理实时会诊 | 指临床病理实时会诊。由高级职称病理医师主持的专家组会诊。开通远程医疗网络系统，邀请方医疗机构向受邀方医疗机构提供实时的临床及病理资料，双方通过视频交互方式对患者的病情进行会诊，受邀方将相关医师签名的诊疗意见告知邀请方，并出具有相关医师签名的诊疗意见报告。邀请方参考受邀方的诊疗意见，决定诊断与治疗方案。不含图像采集，数字转换、上传。 | | 次 | 600 | 480 | |

续表

| 编码 | 项目名称 | 项目内涵 | 除外内容 | 计价单位 | 价格（元）三类医院 | 价格（元）二类医院 | 说明 |
|---|---|---|---|---|---|---|---|
| 111101004 | 非同步远程病理会诊 | 指临床病理非实时会诊。由高级职称病理医师主持的专家组会诊。开通远程医疗网络系统，邀请方医疗机构向受邀方医疗机构提供非实时的临床资料及病理资料，双方通过视频交互方式对患者的病情进行会诊，受邀方将诊疗意见告知邀请方，并出具由相关医师签名的诊疗意见报告。邀请方参考受邀方的诊疗意见，决定诊断与治疗方案。不含图像采集、数字转换、上传。 | | 次 | 400 | 320 | |
| 111101005 | 切片数字转换及上传 | 将病理染色切片扫描成数字化切片并上传网络，含电子数据存储。 | | 张 | 40 | 40 | 最高不超过200元。 |
| 111102 | 互联网医院门诊 | | | | | | 按提供服务医疗机构类别收费。限实体医疗机构以及依托实体医疗机构独立设置的互联网医院收取。不得用于首诊。 |
| 111102001 | 互联网医院普通门诊诊察费 | 具有三年以上独立临床工作经验的主治及以下医师通过医疗机构远程医疗服务平台直接向患者提供诊疗服务，询问病史，听取患者主诉，在线查看医疗图文信息，记录病情，提供诊疗建议，如提供治疗方案或开具处方。限常见病、慢性病复诊。 | | 次 | 12 | 10 | |

续表

| 编码 | 项目名称 | 项目内涵 | 除外内容 | 计价单位 | 价格（元）三类医院 | 价格（元）二类医院 | 说明 |
|---|---|---|---|---|---|---|---|
| 111102002 | 互联网医院副主任医师门诊诊察费 | 副主任医师通过医疗机构远程医疗服务平台直接向患者提供诊疗服务，询问病史，听取患者主诉，在线查看医疗图文信息，记录病情，提供诊疗建议，如提供治疗方案或开具处方。限富常见病、慢性病复诊。 | | 次 | 22 | 15 | |
| 111102003 | 互联网医院主任医师门诊诊察费 | 主任医师通过医疗机构远程医疗服务平台直接向患者提供诊疗服务，询问病史，听取患者主诉，在线查看医疗图文信息，记录病情，提供诊疗建议，如提供治疗方案或开具处方。限常见病、慢性病复诊。 | | 次 | 35 | 25 | |
| 111103 | 远程诊断 | | | | | | 按受邀方医疗机构类别收费。邀请方应当组织远程诊断服务，并根据患者的病情和意愿说明远程诊断服务内容、患者诊断等情况，征得患者书面同意，签署远程诊断服务知情同意书。费用等情况，征得患者书面同意，签署远程诊断服务知情同意书。 |
| 111103001 | 远程影像诊断（CR、DR） | 开通网络计算机系统，邀请方医疗机构通过网络向受邀方医疗机构提供临床及CR、DR影像资料，由受邀方出具诊断报告。 | | 次 | 50 | | |

续表

| 编码 | 项目名称 | 项目内涵 | 除外内容 | 计价单位 | 价格（元） | | 说明 |
|---|---|---|---|---|---|---|---|
| | | | | | 三类医院 | 二类医院 | |
| 111103002 | 远程影像诊断（CT、MRI） | 开通网络计算机系统，邀请方医疗机构通过网络向受邀方医疗机构提供临床及CT、MRI影像资料，由受邀方出具诊断报告。 | | 部位 | 50 | | 部位划分与2102磁共振扫描和2103X线计算机体层扫描一致。 |
| 111103003 | 远程超声诊断 | 开通网络计算机系统，邀请方医疗机构通过网络向受邀方医疗机构提供临床及超声资料，由受邀方出具诊断报告。 | | 部位 | 50 | | 部位划分与2202B超和2203彩色多普勒超声检查一致。 |
| 111103005 | 远程病理诊断 | 开通网络计算机系统，邀请方医疗机构通过网络向受邀方医疗机构提供临床及病理资料，由受邀方出具病理诊断报告。含病理检查常规技术费用，不含采集标本的临床操作、数字转换、上传。不含采集技术，如：电镜检查，组织化学与免疫组化技术、图像分析技术、流式细胞术、计算机细胞筛选技术、分子病理学检查等。 | | 次 | 300 | 240 | |
| 111103006 | 切片数字转换及上传 | 将病理染色切片扫描成数字化切片并上传网络、含电子数据存储。 | | 张 | 40 | | 最高不超过200元。 |

资料来源：江苏省物价局、江苏省卫生和计划生育委员会、江苏省人力资源和社会保障厅《关于制定部分"互联网+"医疗服务项目试行价格的通知》附件。

## （五）北京研究以"沙盒监管"实现"创新"和"监管"的平衡

新冠疫情暴发以来，北京市委、市政府领导高度重视互联网医疗工作。北京优质医疗资源丰富，医院信息化水平走在全国前列，且有大量互联网医疗知名企业聚集，这些条件都为北京发展互联网医疗创造了良好的环境。在此背景下，北京市政府常务会议提出研究借鉴金融领域沙盒监管，希望通过这一政策工具平衡创新和监管，为北京市互联网医疗进一步发展提供支撑。

沙盒监管兴起的背景是金融科技的兴起。沙盒监管的基本内涵是监管部门对未能达到现行监管要求，且难以准确判断成效和影响的金融科技创新采取小范围试行，监管部门通过对测试过程的监控和测试结果的评估，观察创新是否有利于社会经济运行，最终决定是否正式授权企业在沙盒范围之外推广其创新成果。[①] 为了实现金融科技创新和监管的动态平衡，同时为了保持金融体系具有竞争力，英国政府率先于 2015 年提出沙盒监管概念，并于 2016 年 3 月正式实施。之后，新加坡、澳大利亚、香港地区、台湾地区等都有跟进。我国的沙盒监管开始于 2019 年 12 月份，央行支持在北京市率先开展金融科技创新监管试点，2020 年 3 月，首批进入北京金融科技监管沙箱的应用名单正式出炉，标志着我国沙盒监管进入实施阶段。

基于北京市在金融领域沙盒监管先行试点的基础，北京市布置研究沙盒监管在互联网医疗领域的探索，开展课题研究。根据沙盒监管的基本流程和规则，通过向北京地区的公立医院和互联网医疗企业征求参与沙盒监管的意向，发现公立医院和第三方平台希望在医保资质认定、数

---

① "沙盒"这一概念在计算机领域代指一种安全防护技术。当出现来源不可信、无法判定意图或者可能具有破坏性的程序时，计算机系统会限制这些程序代码的访问权限，并将这些可疑程序隔离在称为"沙盒"的虚拟环境中，使其可以充分运行而不会损害真实的计算机资源。系统可进一步根据沙盒测试的运行记录来判断程序是否有害，若有害则将其清除以维护计算机安全。

据互联互通、人工智能应用、线下实体医疗机构依托、首诊等核心问题上开展沙盒测试。

## 四、小结

### （一）互联网和医疗健康结合三个阶段

单纯信息平台阶段：互联网上出现疾病科普知识、医院医生执业信息，供患者查询、参考。

流程再造阶段：患者、医生可以在网上互动，患者提出需求，医生提供线上服务。初期以咨询为主，分为图文、语音、视频三种形式；之后开始涉及轻度的诊疗，如诊后患者的线上疾病管理（根据疾病不同，分为出院康复管理、慢病管理、健康管理），以及医生和医生之间的专业讨论（会诊、病例讨论、指导教学）。目前，互联网医疗处于这个阶段的起步阶段，一些关键问题还没有解决。

智能化阶段：随着诊疗大数据积累和机器学习技术的发展，一部分标准化的诊断、治疗方案出具流程，逐渐被人工智能机器人取代，如放射影像读片、病理读片等。

### （二）中国医院正在进入快速互联网阶段

越来越多的医院正在采用移动支付、在线挂号、线上线下互动等技术来优化服务流程，降低运营成本。从互联网医院的情况看，两种互联网医院齐头并进，各家公立医院都很有积极性，如何更有效地组成互联网医疗平台，成为当下需要认真思考的问题。从其他领域的发展过程看，生产企业发起的互联网平台鲜有成功，基本都走向了第三方平台，医疗健康领域会是什么情况，需要进一步观察。目前看来，比较有积极性，做得也比较好的公立医院一般是依托医共体或者专科联盟方式建平台。一般都是和第三方技术公司进行合作。未来是否面临公立医院不能和营利性企业合作的规定冲突，也需要进一步观察。

## （三）企业、行业和地方政府都在做出规范的行动

从企业角度看，一些独角兽创业企业已经在数据安全、质量安全上采取行动，并已经具备一定基础。从行业组织角度看，越来越多的行业专业机构在成立，都在致力于行业的规范发展，开展标准等方面的工作。从地方政府角度看，各省陆续出台了推进"互联网＋医疗健康"的文件，并就定价、监管等实质性问题给出明确的政策导向。

## （四）中国的互联网医疗呈现四个方向的发展

### 1. 新医疗

线上线下结合的新医疗既是产品特性决定的，也是政策要求的。以丁香园为例，2014 年，丁香园获得腾讯 7000 万美元战略投资。2016 年 1 月 18 日，首家丁香诊所在杭州市滨江区开业，总面积 800 平方米。同年 7 月 26 日，丁香园在杭州的第二家诊所在西湖区开业，面积 1500 平方米，12 间诊室，大约有 40 名医护人员。可见最重要的是复制标准。而标准是多方面的，包括服务流程、质量标准。

### 2. 人工智能

人工智能已经成为很多"互联网＋医疗健康"平台的必选项之一，但投资大、风险大，大平台更具有优势。2017 年 7 月，由阿里健康研发的医疗 AI 系统"Doctor You"首次正式对外发布。进入 2018 年，阿里健康在智慧医疗领域持续拓展边界。5 月，由阿里健康人工智能实验室和上海瑞金医院宁光院士团队联合研发的"瑞宁助糖"首期进入标准化代谢性疾病管理中心（National Metabolic Management Center，MMC）试用。8 月，全国知识图谱与语义计算大会（China Conference on Knowledge Graph and Semantic Computing，CCKS）上，凭借出色的专业能力，阿里健康团队在中文电子病历命名实体识别评测任务中夺冠。9 月，阿里健康与阿里云在杭州云栖大会上联合宣布，将共建阿里医疗人工智能系统——"ET 医疗大脑"，并将其升级为 2.0 版本。10 月，在首届全国医院物联网大会

上，阿里健康宣布启动面向医疗 AI 行业的第三方人工智能开放平台，包括图玛深维、北京连心医疗、医准智能、东华原、武汉兰丁在内的 12 家医疗健康 AI 公司成为首批入驻平台的合作伙伴。

3. 物联网结合

结合物联网可以让互联网的作用发挥到极致，但是需要基础设施建设，发达地区更有机会。由中国心血管健康联盟做技术指导，阿斯利康与无锡市卫计委合作建设的无锡市胸痛中心全市模式，以经认证的胸痛中心为龙头，以二级综合医院为枢纽，以基层医疗卫生机构为依托，120 急救体系全面参与；以信息化手段为支撑，以基层首诊、健康管理、院前院内结合、院内 MDT 机制建设为主要环节，通过物联网技术的应用实现各级各类医疗机构之间及与 120 急救体系的数据共享和无缝对接，各有关医疗机构协同合作；逐步建立"上下联动、分工协作"的急性胸痛分级诊疗体系，推动落实全域覆盖、全民参与、全程管理的胸痛救治"三全"理念。2018 年 3 月，无锡市卫计委印发胸痛救治中心暨"胸痛中心全市模式"建设方案，明确要建成胸痛中心全市模式，实现公立医疗机构全覆盖；急救车平均出车时间（含调度时间）≤ 3 分钟；急性心肌梗死、张力性气胸从首次医疗接触至完成初步诊断 ≤ 30 分钟；平均门诊时间 ≤ 90 分钟；家庭医生签约人群中胸痛高危病人筛查率及干预率 ≥ 50%；急性胸痛恢复期病人的健康管理率 ≥ 80%。

4. 垂直整合

医疗健康领域也需要通过价值链形成闭环，以提高效率和效果。目前互联网医疗健康平台和药企的结合，成为一个重要的选择。如辉瑞中国与广东健客医药有限公司（下称健客）在上海达成战略合作，双方将基于各自领域的优势和成功经验，以消费者运营为核心，在零售药房、医院、互联网医疗等方面开展全面合作，构建线上线下全渠道零售体系。

# 第五章
## 互联网医疗发展面临的挑战

虽然"互联网＋"医疗服务在近几年快速发展，但是整个行业在政策、法律、市场以及技术方面面临着诸多挑战，而对其的监管也同样面临着挑战。按照我国政府对互联网其他领域监管的历史经验，过去几年互联网医疗的快速发展一部分得益于政府乐见其成和放水养鱼的态度。随着行业的壮大，政府将逐步完善监管措施，势必对互联网医疗行业产生重大的影响。

## 一、"互联网＋医疗健康"行业发展面临的挑战

### （一）国家政策层面面临的问题

在国家政策层面上，需要定位行业作用。一方面，明确的定位涉及互联网医院怎么定义、怎么注册。另一方面，明确的定位也关系到医保在互联网医疗服务环节中的作用。如果认定互联网医疗服务属于基本医疗的范畴，那么基本医疗保险就需要为其买单。相反，如果认定互联网医疗服务属于非基本医疗，那么互联网医疗服务的主要买单者将是患者或者商业医疗保险。2018年国家卫生健康委颁布的《互联网诊疗管理办法（试行）》《互联网医院管理办法（试行）》《远程医疗服务管理规范（试行）》回答了似乎部分上述问题。比如，《互联网医院管理办法（试行）》第一次对第三方平台存在的价值以及继续提供服务的方式有

了明确的规定。但是，这项规定在医患关系、患者安全等方面的内容还有待进一步细化。

具体说来，"互联网＋医疗健康"的发展在政策上主要面临以下几个关键问题。

一是准入问题。这方面需要确定行业标准和行为规范，也就是互联网医疗服务的边界在哪里。通过互联网可以提供哪些医疗健康服务？谁可以提供服务？怎么提供服务？效果和质量是否有保障？线下的医疗健康服务都有相关的法律法规，线上的医疗健康服务也应有相关法律法规。其中首诊和处方药电子商务是市场最为关注的两个业务边界问题。

二是责任问题。医疗健康服务有一定的风险，线上提供医疗健康服务，一旦出现纠纷，如何界定责任？以通过互联网平台就诊为例，其参与者包括医生、患者以及第三方平台。第三方平台为医生在互联网上向患者提供咨询和诊疗活动提供了服务，那么在出现纠纷后，是互联网平台企业承担责任，还是远程诊断的医生承担责任，在法律层面需要明确。另外，突破空间限制的互联网医疗和属地化管理原则如何对接，如何界定行政监管的责任主体，也是需要思考的问题。

三是安全问题。包括如何保证互联网医疗信息真实可靠、如何保障患者的个人隐私，以及如何保障国家网络信息安全。互联网上的虚假医疗健康信息，会造成很大的社会危害。"互联网＋医疗健康"服务所产生数据的权属问题也成为行业关注的重点。

四是支付问题。一方面，没有相应的定价和支付，"互联网＋医疗健康"无法可持续发展，特别是医保支付，是关系行业发展的关键。另一方面，服务便捷程度的提高，可能会增加患者的需求，如何合理有效控制费用，也是必须考虑的问题。

虽然《关于促进"互联网＋医疗健康"发展的意见》涵盖健全"互联网＋医疗健康"服务体系、完善"互联网＋医疗健康"支撑体系和加强行业监管与安全保障三个方面，释放多个鼓励信号；依托医疗机构发展互联网医院，充分利用互联网技术为患者提供便利服务，文件在明确行为边际、强化责任、提高监管能力等方面也都做了明确的规定，对一些关键问题的反馈，将为这一创新领域的健康发展保驾护航，但是在具体执行中，还有很长的路要走。

## （二）行业自身发展面临的障碍

从行业自身发展的角度来看，在行业高速发展的同时，如何实现行业的健康发展，解决"互联网＋医疗健康"行业本身面临的障碍，也成为行业未来发展的重要挑战。

一是"信息孤岛"问题。对于医疗互联网来说，其工作很早就已经开始，并且涌现出很多典型，例如上海申康、厦门全岛信息化等，但在全国层面来说，整个医院互联网化或者信息化普遍存在"烟囱"林立的问题，缺乏互联互通，综合应用。目前，大的医疗机构正在主动融入互联网，但是应用和认知还处于启蒙阶段。所以，在顶层设计上，这一轮的互联网医疗应该避免新一轮的"信息孤岛"和"信息烟囱"。当前，医疗大数据相对封闭，首先，缺乏互联互通的机制。大量的数据来自不同的信息库，而这些信息库来自不同的管理部门和公司，这使得研究者在使用过程中面临着数据不足的困境。例如，许多医院在十年前就已经开始了信息化建设，有了较为丰富的电子病历数据。然而由于建设时缺乏统一的标准，庞大的数据分散在各级医院未能有效整合，无法为大数据分析提供数据资源。其次，数据的标准化、结构化程度低。医学数据形式多样，包括文本信息、数值等。对于不同形式的医学数据，需要使用对应的技术进行处理，最后实现整合。在这种情况下，在数据设计之初实现标准化和结构化非常重要。

二是行业盈利问题。目前，行业资金主要来自投资，较少的企业能够实现盈利。这样的模式虽然在短期内能够维持，但是从长远来看具有不确定性。在这样的情况下，寻找稳定可持续的利润点和经营模式也将是整个"互联网＋"医疗服务行业所面临的挑战。例如，平安好医生自2015年成立三年多以来连续亏损，共计亏损超过20亿元。其招股文件显示，2018年平安好医生将继续产生"大额亏损净额"，未来不排除亏损以及负经营现金流。这样的财务数据也使得平安好医生在香港上市以后受到诸多质疑，其股价也在IPO以后跌破了发行价。更为重要的，是资本的扩张需求和短期回报需求，与医疗健康行业能否匹配的问题。如果"互联网＋医疗健康"企业面临快速上市套现的资本需求，能否还按易老健康行业的规律发展？

三是行业自律问题。通常而言，一个领域的创新阶段，监管往往跟不上创新，这在一般场景里比较容易接受。但医疗领域非常特殊，由于其涉及老百姓的生命健康问题，所以对行业规范的要求更严格、更迫切。新技术在互联网医疗领域的深度应用也带来一些严重损害消费者权益、甚至威胁人民群众健康的事件，为互联网医疗监管带来新的挑战。这一方面要求监管能尽可能跟上，另一方面也要求行业能够自律。互联网医疗发展过程中，存在传统医疗行业中存在的问题线上化的风险，比如药品回扣等老话题。互联网医疗的创新发展必须避免"老鼠屎效应"，所谓"一颗老鼠屎可以坏了一锅粥"。因为人们对医疗领域的负面影响容忍度比较低，所以政府监管的敏感度很高。一旦创新企业发生不良事件，政策会总体收紧，对整个行业的发展来说，都是严重的打击。因此，在这个阶段，行业自律作为一种前导和补充，配合好政府的相关监管工作，对促进行业健康良性发展十分重要。

四是人才问题。从长远来看，互联网医疗平台如何保持可持续的人才供应将会是很大的挑战。随着医院自建平台，医生在其他平台执业的难度将增加。即使难度不增加，长期在外执业，也会影响医院对医生的培养积极性。

五是模式问题。互联网经济的价值来源核心就两个：一是规模经济，二是范围经济。规模经济就是，把一个专科做得非常大，门诊量极大，分摊成本下降，规模产生效率。范围经济就是，把一个专科变成综合医院，变成综合医院以后，相关服务都联合起来，看完内科看外科，看完外科看牙科，这样产生的价值就是范围经济。规模经济和范围经济的组合，形成网络经济。平台会产生价值，对信息成本、支付成本、交付成本产生影响。但是对于互联网医疗，我们要思考一个问题，如雨后春笋般起来的医院建互联网平台的"医院 + 互联网"模式和第三方平台加载医疗的"互联网 + 医疗"的模式比，哪个会成为未来的方向？

在电商历史上曾经出现过很多生产企业，比如海尔、美的，都曾经建过自己的电商平台，然而都没有做大，最后是通过天猫、京东做的销售，而不是自己建电商平台。我们要考虑"医院 + 互联网"到底能做多大？这是从规模经济的角度考虑的。另外，医院资源的专用性到底能否支持客户全周期的需求，如何实现范围经济？病人或者老百姓不光需要医疗，还需要健康全周期的服务，一个医院提供不了时，怎么来做连接？这时就要考虑，到底应该是用"医院 + 互联网"的方式，还是医院加载到第三方服务平台上？这两种模式到底哪个胜出？这是值得我们思考的。

## 二、"互联网 + 医疗健康"监管面临的挑战

虽然我国在构建互联网医疗服务监管政策体系方面取得了积极的进展，但是在以下四个方面仍存在进一步完善的空间。

### （一）完整统一的监管政策体系尚未形成

具体来说，互联网医疗服务监管至少包括资格准入、诊疗规范和质量控制、责任认定、药事管理、隐私保护、数据安全和定价（医保支付）等七个方面的内容。虽然国家卫生健康委、中央网信办、国家医保局、国家药监局、国家发展改革委等部委在各自文件中都对相关内容进行了阐释，但是在中央政府层面尚没有形成统一的监管政策框架和体系，各部门间政策相互矛盾甚至相互冲突的现象时有发生。例如，药监

局尚未在正式文件中明确能否网售处方药[①]，相关文件也正在制定过程中；但是，《互联网诊疗管理办法（试行）》规定，医师掌握患者病历资料后，可以为部分常见病、慢性病患者在线开具处方。又例如，根据网信部门的要求，移动应用需要提供有效的更正、删除个人信息及注销用户账号功能；但是，由于患者姓名、性别、年龄、地区等因素跟医疗处置活动非常相关，任何修改对患者和医生都会带来安全风险，或者可能导致严重的医疗纠纷，因此这些信息属于"电子病历"范畴，而根据国家卫生健康委《电子病历应用管理规范（试行）》规定，电子病历归档后原则上不得修改。这些政策冲突的背后反映了我国互联网医疗服务监管主体分散，完整统一的政策体系尚未形成。

### （二）重事前、轻事中事后的监管方式尚未根本性改变

　　传统上，我国卫生行政部门偏重于对机构、人员的准入监管，对医疗行为的日常监管和结果评价相对较弱。虽然近年来卫生行政部门在医疗行为的日常监管和结果评价方面取得了积极进展，但是重事前、轻事中事后的监管方式尚未根本改变。这一点在互联网医疗服务监管中也有所体现。例如，笔者曾经对2014年以来中央政府层面、宁夏回族自治区层面以及银川市层面出台的互联网医疗相关政策分别进行编码分析。结果发现，关于准入（事前）的政策分析单元占比分别是67.2%、66.6%和71.4%，关于过程和结果（事中事后）的政策分析单元占比分别只有32.8%、33.4%和28.6%。又例如，2020年6月，山东卫生健康委发布《山东省互联网医院管理办法实施细则（征求意见稿）》。相比国家的相关规定，新增了独立设置的互联网医院必须依托电子病历达到三级以上水平的实体医疗机构、医生需具有五年以上独立临床工作经验等更为严格的准入要求，引发了行业的广泛热议。

---

① 2020年11月，国家药品监督管理局发布了新版的《药品网络销售监督管理办法（征求意见稿）》，其中提到，在确保电子处方来源真实、可靠的前提下，允许网络销售处方药，并按照有关要求进行处方调剂审核，对已使用的处方进行电子标记。

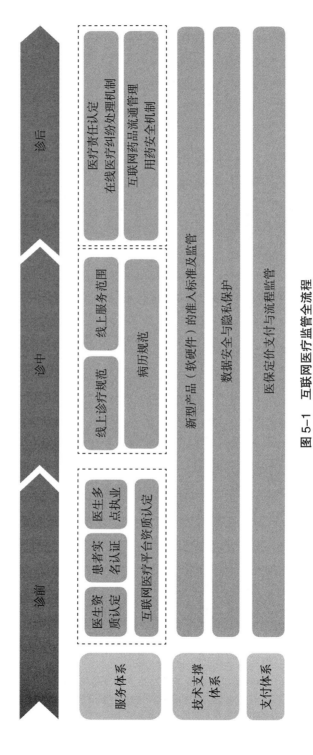

图 5-1　互联网医疗监管全流程

在准入门槛不断提高的同时，互联网医疗的一些乱象也在不断出现。比如，一些互联网医疗服务机构成为提供药品回扣的新渠道；一些互联网医疗服务机构提供服务的质量存在严重的问题，甚至还存在个别诊疗人员没有从业资质的现象；还有一些互联网医疗企业假借创新之名，行医疗竞价排名之实，将患者引导到不规范的民营医院就诊。笔者在调研中发现，这些互联网医疗企业大部分都有资质和牌照，但其违法违规行为长期处于无人监管的状态，成为行业内公开秘密。

## （三）监管手段有待进一步丰富，监管能力有待进一步加强

过去，医疗监管部门通过发布诊疗指南、操作规范、行业标准等来规范医疗活动，依托数据采集、现场抽查、执法监督等行政手段推动医疗机构落实责任。对于互联网医疗，医师、平台、患者可能在地域上相互分离，甚至企业注册地、服务器放置地、运营团队所在地也相互分离，传统的现场执法式的监管模式难以满足对互联网医疗的监管要求。虽然各级政府也意识到大数据分析在互联网医疗监管中的作用，但是真正把医疗大数据用于日常监管的案例非常少。例如，国家要求省级卫生健康行政部门应当建立省级互联网医疗服务监管平台，与互联网医院信息平台对接，实现实时监管，但是笔者在调研中发现，大部分省级互联网医疗服务监管平台只发挥着数据搜集和业务统计功能，真正实现实时监管的几乎没有。分析其原因，一是具有大数据分析相关专业背景和实践经验的人员稀缺，现有人员医疗大数据的分析监管能力整体较弱；二是医疗大数据对外开放和使用的法律法规不健全，出于数据安全的顾虑，卫生行政部门不敢委托科研机构和专业公司进行数据分析。

## （四）监管规定有待细化，部分内容有待修改和完善

目前，国家有关部门尚未出台互联网医疗服务监管的实施细则，导致地方在监管执行层面缺乏具体依据。与此同时，随着互联网医疗技术的发展，《互联网诊疗管理办法（试行）》等三个文件中的部分内容存

在进一步修改和完善的空间。以近期热议的互联网首诊为例，首诊是否允许？如果部分允许，其服务的边界在哪里？对于非首诊服务，其服务的边界又在哪里？如何做到责任可追溯可溯源？这些都是在监管政策层面急需解决和回答的问题。国外的医学研究表明，随着 5G 技术和视频技术的发展，皮肤科、心理科等部分科室的疾病线上诊断和治疗效果与线下诊疗一致，甚至还存在性价比更高的情况。在此情况下，对所有学科和疾病都严格禁止首诊不利于互联网医疗行业的创新和发展，也不能更好满足人民群众的就医需求。因此，国家相关部门有必要建立监管政策动态调整机制，在循证决策的原则下，经过科学评估，启动对现行互联网医疗诊疗规范的修改和完善工作。此外，在监管层面，制度设计还需要考虑如何保证治疗质量安全、保证患者的隐私，这些问题除了政策层面还需要监管技术的创新。①

---

① 2022 年国家卫健委办公厅发布的《互联网诊疗监管细则（试行）》对开展互联网诊疗活动的医疗机构、人员、业务和质量安全分别提出具体要求。

# 第六章
# 互联网医疗发展政策建议

## 一、明确发展定位，处理好民生服务和经济发展的关系

"互联网＋医疗健康"的发展目标，应以解决行业问题、提高群众获得感为主。一是解决医疗和健康服务不平衡的矛盾，通过增加供给提高医疗健康服务可得性和可及性，让老百姓以合理的代价获得更好的医疗健康服务。二是解决医疗和健康服务不充分的矛盾，用科技创造优质医疗和健康服务，用科技满足未被满足的合理医疗和健康需求。

产业和经济发展目标是结果，是理性发展的自然而然的结果。要充分发挥"互联网＋医疗健康"在惠民、赋能、治理上的作用。要处理好几个关系：一是事业和产业的关系，在同一个业态里两类组织的目标如何协调；二是公共投入和市场投入的关系，两种投入如何合规合程地有机结合共同推动"互联网＋医疗健康"发展；三是包容和审慎的关系，也是创新和规范的关系；四是基础设施和运营服务的关系，基础设施相对容易建设，更难的是运营体系的建设；五是创新和可持续的关系，在创新中，如果拉高了需求，过快增加的卫生总费用对经济可持续发展反而有负面作用；六是开放和统筹的关系，以区域为单位统筹，开放竞争为方式，以基础数据领域和医院行为追溯为抓手。

## 二、明确创新导向，处理好创新和规范的关系

要坚持新时代正确的卫生健康工作方针，以改革创新为动力。在创新中推动改革，以改革鼓励创新，以改革促进创新，在创新中深化改革。同时要健全统一的健康医疗数据资源目录与标准体系，及时出台互联网诊疗行为管理办法，研究制定健康医疗大数据产权体系，建立确权、开放、流通、交易、产权保护制度和准入制度（符合条件界定）。

创新的结果是创新带来的红利，无论创新失败与否都要总结经验，一轮创新的胜利不是创新的结束，而是新一轮创新的开始。应用范围，需要进一步从医疗到健康，开发新的应用模式，制定相关制度。

### （一）分类管理，在发展中规范

市场已经在野蛮生长，参考"互联网+"在其他领域发展的经验和教训及国际经验，对争议小的内容尽快出台指导意见，避免市场观望和非理性发展，考虑医疗和健康领域的特殊性，对必须监管的内容逐步出台监管方案和政策调整，关键是对互联网诊疗、医生互联网平台执业的规定。处理好业务边界和监管边界的关系，比如远程医疗是否可以用于首诊，就不只涉及技术问题，还涉及伦理问题。平台上的医患纠纷责任问题，平台将会是承担主要责任的一方。

### （二）应用推广和第三方平台建设同步发展

互联网医疗经过多年的发展，行业分工逐渐清晰。其中，第三方平台发挥着越来越重要的作用。

第三方平台，是指将大批量的服务资源汇集在同一个互联网平台上，通过统一的线上服务流程，向患者提供医疗信息、患者咨询、线上疾病管理和复诊、远程医疗（医生间协作完成）、分诊/预约/转诊、健康科普知识传播、医疗服务的患者评价等服务的互联网平台。平台的根本目的是降低交易成本，促进交易（信息、产品、服务）。随着互联网

技术的进步和应用推广，平台经济获得了更为广阔的发展空间，更多产品（包括信息、产品、服务）通过平台交易，特别是通过互联网平台，极大地推动了市场交易和经济活力。

线上线下融合发展是互联网平台的发展趋势。当然，互联网医疗平台融合需要解决四个问题：互联网医疗平台的资质准入问题；医生在互联网医疗平台执业的监管问题；互联网医疗平台的责任问题；互联网医疗平台的医保支付问题。

要使患者和医生更加紧密，医院是一个资源平台，而互联网医疗平台可以是多个医院的超级平台。当然，要避免互联网医院建设盲目上马，合理推进线下医院建设互联网医院。

### （三）鼓励大数据开发、智能化应用

大数据开发主要包含四项基本技术：互联网、大数据、云计算、智能化。在应用层面，需要加入相关的医学知识，从经验医学到循证医学再到智能医学。在决策层面，同样也要经历三个过程：经验决策、循证决策和智慧决策。

### （四）国家平台数据统筹，开放接口，鼓励市场创新

1. 加强顶层设计，加快医疗数据库建设

数据的结构化水平和数据质量是医疗大数据和人工智能发展的生命。数据的偏差可能导致结果的错误，对生命健康安全造成风险。因此，建议尽快统一医疗病历数据和电子健康档案，使数据采集标准化、统一化。在此基础上，研究制定医疗大数据质量和结构化的考评办法，并将此作为公立医院考核的指标之一。第一做到国家统筹，大数据治理的关键是国家掌握数据，信息流动的前提是信息的标准化和开放。第二做到接口开放及患者的分享和自我信息管理。第三做到市场创新，避免赢者通吃，医疗的区域性特征决定线上业务的属地化，医疗领域细分性和专业性也注定了互联网医疗的分散性。

2. 政府统一管理市场，明确数据产权

在我国目前的环境下，信息的生产边际成本几乎为零。通信、快递等公司可以以近乎免费的价格去贩卖个人通话、快递信息。边际成本接近零不是信息产品的特有属性，而是数据产权的缺失造成的。数据的产权不应单方面归企业，而应由消费者和企业共同持有。在未经消费者同意的情况下，企业不应该将数据用于交易和生产。企业应当花一定成本从消费者手中购买数据的产权，再投入生产交易使用。而企业获得这一数据信息后有动机进行垄断行为，所以应当将信息市场与产品市场分隔开，打造单一的信息市场，只允许数据产权在该市场下进行公开买卖，且该市场的每笔交易需在政府监管下进行。对于涉嫌信息垄断的交易行为，可以让政府拥有数据产权，企业向政府租赁使用数据，且数据使用应处于全流程严格监管之下。一旦企业利用数据进行价格歧视，政府也可以通过相同的数据来识别出这种垄断行为，此外政府也可将这些数据用于政策制定。①

3. 根据数据类型建立分级监管体系

根据获得的难易程度，企业获得的信息可分为三类：第一类是交易数据，包含用户的购买、销售、预订记录等，这些数据主要用于估计用户的需求与偏好；第二类是行为数据，包含用户的点击、浏览记录等，这些数据不是交易所需的必要数据，将用于挖掘用户的需求以及评估市场的有效性；第三类是私人数据，包括用户的姓名、手机、年龄等个人信息，这些数据的泄露将威胁个人与公共安全，但企业拥有这些数据可以更好地进行价格歧视。由于不同类型的数据对社会带来的成本不同，故应当建立分级监管体系。企业必定会记录第一类数据，所以法律法规应当允许该类数据作为资本被使用。第二类数据由于其能带来消费者福利的改善，企业应当在用户同意的条件下使用这些数据，跨企业的数据

---

① 2023 年国务院印发的《关于构建数据基础制度更好发挥数据要素作用的意见》提出探索数据产权结构性分置制度，建立数据资源持有权、数据加工使用权、数据产品经营权"三权分置"的数据产权制度框架。

交易应当受到用户和政府的监督。第三类数据由于会损害消费者福利威胁公共安全，其记录和交易应当被明令禁止。

20世纪30年代，经济学家兰格认为，社会主义经济可通过大规模的计算，在试错过程中达到一个隐性的"均衡"，从而让基于计划的社会主义经济在实现资源合理配置的同时，避免市场的无序，减小交易成本。在中国特色社会主义新时代的背景下，海量的数据和强大的政府执行力可能将成为我们应对"数据资本主义"的杀手锏，而数据这一新兴资本也可能会成为促进经济增长的新引擎。

### （五）提高质量和数据安全保障

要分别从技术层面和制度层面提高质量和数据的安全。

提高数据分析能力。对于大量的医学数据，需要一支多学科、多领域的专家队伍进行研究、归纳和分析。这种跨学科、跨领域的合作探索对医疗大数据的开发非常关键。然而，我国的这种合作开发模式尚不成熟，主要是成果和收益分配方面尚没有比较成熟的机制，导致数据整体的分析能力较弱。

加强隐私保护和数据脱敏工作。当前，由于相关法律法规不健全，医院和相关部门对医疗大数据的开发持观望的态度，这使得大量非隐私数据得不到开发利用，限制了健康数据产业的发展。建议尽快制定数据隐私保护和开发脱敏的细则，形成保护和开发相统一的良性局面。

### （六）提高人才可持续性

一是线下人才可持续，二是线上人才培养有价值，三是加快培养相关人才。在科研教育经费上适当倾斜，加快培养医学人工智能＋大数据人才。特别是医疗大数据的开发应用需要大量复合型人才，需要理解和掌握数学、统计、数据处理、计算机以及医学等多个领域的知识。在教育上，要认识到这一行业的专业性，着重培养医学和计算机领域的交叉人才。特别是在国家支持"互联网＋医疗"的政策背景下，进一步允许甚至鼓励公立医院医生在第三方互联网医疗平台执业,为更多患者提供优质医疗服务是国家支持的行为。事实上,更多医生在互联网平台上提供高质量服务也有利于医院转型,真正实现内涵式发展。

### (七)实施鼓励政策

建议对医生提供互联网医疗服务的劳务性收入进行结构性减税。按照国际惯例,互联网跨省交易原则上不征收消费税,消费税只对本地居民征收,这体现了"谁交税、谁享受"的原则。在我国的税收制度下,医生提供互联网医疗服务所获得的收入一般按照劳务性收入征税,起征点较高,一定程度上降低了医生的积极性。因此,建议在税收征收方面予以政策创新,对医生在互联网平台上对外地病人提供医疗服务所获得的收入按照劳务工资收入综合税率征收或者降低固定税率征收。对部分低于某固定价格的互联网医疗服务收入免税,体现部分互联网医疗服务的公益属性。与此同时,在建设"互联网+医疗健康"示范市的过程中,对"互联网+医疗健康"企业给予更大的税收优惠,促进"互联网+医疗健康"产业快速发展。

激发科研人员创造力,增强市场活力。鼓励相关科研人员利用自身技术优势创新创业。鼓励科研人员组团进行医学数据开发。特别是考虑到我国大量科研人员在事业单位中,应该专门制定相应的激励机制,鼓励事业单位人员利用自身技术创新创业,并维护其合法利益。

## 三、着力治理创新,充分发挥数据和社会组织力量

首先,充分发挥大数据功能,优化卫生治理。一是互联网医疗平台数据可以作为优化医疗资源分配的参考。例如,可以用互联网医疗平台上患者的病种信息和地理信息计算各区县医疗资源的供给和需求情况,为线下资源优化提供依据。二是互联网医疗平台数据可以作为调整医生诊疗费的参考。理顺医疗服务价格,充分体现医务人员劳动价值是医改

乃至全国医改面临的重大课题。医生的价值到底是多少一直以来缺乏量化的概念。互联网医疗平台的医生服务价格是医生自由定价、市场竞争的结果，体现了医生对自我劳动价值的认知，可以成为政府定价的重要参考。三是互联网医疗平台点评数据可以作为衡量医生水平和临床质量的参考。国际研究发现，患者对医生的线上评价与临床质量有密切正向关系。四是互联网医疗平台数据也可以作为监测医改政策效果，了解医患双方真实感受的重要渠道。互联网医疗平台也是医生、患者相互交流的平台，其特有的沟通机制可以作为政府观察医患情绪的重要窗口。

其次，充分发挥社会组织自律作用。一个领域的良性发展，需要市场主体的有效竞争，需要政府部门的有为监管，也需要行业协会等社会力量的有序自律。市场、政府、社会共建共治共享，是国家治理体系和治理能力现代化的一个重要体现。对于创新领域，行业协会等社会组织的发展是非常重要的。市场主体可能会因为多种原因而出现过度创新，甚至导致破坏性后果，但要求单个市场主体都严格自律，在制度上是无法保证的。而政府的监管往往是滞后于市场行为的，大多数情况都是实践中出现了问题才能在监管上进行规范。因此行业协会等社会组织发挥行业自律作用，对创新行业发展的重要性就更加突出了。

对于数字经济的发展，国家也明确要求要明确平台企业主体责任和义务，建设行业自律机制。医疗健康领域监管程度高的特点，决定了"互联网＋医疗健康"也是监管要求和政策敏感性更高的创新领域。建议在发展过程中大力鼓励和充分发挥社会力量的自律作用。

# 四、政策路径和政策抓手

## （一）打通数据，夯实基础

建议国家政策的重点放在对全国医疗卫生行业的"信息孤岛"和"信息烟囱"的整改层面，不消除"孤岛"和"烟囱"，就很难建立国家级的互联网医疗平台。卫生健康信息化发展的基础条件包括：信息完备

（不论公立民营，所有机构的数据都应该录入）、互联互通（不仅要纵向
贯通，横向也要联通）、开放应用（只有开放应用才能发挥大数据的作
用，也才能吸引社会力量共同来贡献）和用户互动（家庭参与、自我管
理）。（见图6-1）

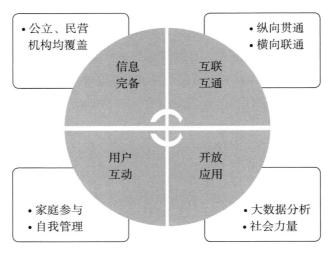

**图6-1 医疗卫生信息化发展的基础条件**

以个人和家庭为基本单位（而不是以机构、条块部门为中心）记录
全方位全周期健康信息的健康档案动态搜集和管理，是破除"孤岛"和
"烟囱"的思路。健康生活场景与医疗康复场景的融合以及为该融合形
成的资源高效配置模式，是互联网医疗未来发展的重要领域。建议组建
国家健康信息安全云，引入大数据体系，建立健康态势感知，为消除
"孤岛"和"烟囱"提供跨越式的发展途径。

当前解决互联互通的方式是"搭桥手术"，也就是在各个"孤岛"
和"烟囱"上搭个桥，每产生一个新的部门、一个新的需求，就需要在
各个"烟囱"和"孤岛"上搭一遍桥，同时也增加了一个新的"孤岛"，
但这种思路是以机构、条块部门为中心，不是以人为中心，所以问题没
完没了，总是解决不了。解决互联互通问题，需要回归以人为中心。健
康生活场景与医疗康复场景的融合，从每个个体采集数据，从而形成个

人和家庭综合的动态的健康档案，任何部门、条块需要数据的时候从个体去集成，而不是每个部门和条块分头去采集个体数据。从国家的"第五疆域"（网络空间）战略考虑互联网医疗的顶层设计和规划，引导国家资本和社会资本进入更高层次的服务创新，不要在低层次重复建设中，耗费宝贵的社会创新力量。依据"健康中国2030"战略，布局互联网医疗，重点放在居民的健康获得感层面。个人和家庭参与式自我管理也是关键，健康档案向居民开放是第一步，参与管理是进一步。

家庭医生签约服务是实现这一目标的良好契机。家庭医生签约服务可以同时实现信息完备、互联互通、用户互动三个条件，只要开放应用，就可以实现四个条件。依据家庭医生签约服务政策，立足重构基层医疗服务力量，可以充分发挥互联网的信息化力量。

### （二）评估研究，发现价值

"互联网＋医疗健康"的全面发展，需要挖掘"互联网＋医疗健康"的价值，包括对患者和群众的价值、对医生行为的价值、对医疗卫生体系的价值，让患者、医生、决策者真正相信它有用，不仅要让大家有感性的体会，也需要有科学证据让大家理性认识。建议开展系统的"互联网＋医疗健康"的卫生技术和卫生经济评估。推动高校、科研机构作为研究重点，为研究创造良好的环境；鼓励"互联网＋医疗"企业在保证数据安全的前提下，开放数据，支持研究。

### （三）标准建设，规范发展

在规范发展中创新，需要逐渐建立标准，约束企业的行为。标准都是从企业标准推广成行业标准，又被纳入行政标准，符合条件的被列入法定标准。没有标准是现成的，特别是创新领域，只能在实践摸索中建立标准。一是鼓励"互联网＋医疗健康"相关企业、医疗机构梳理标准，特别是龙头企业、领军医院率先探索标准建设，制定标准、流程等，通过企业自发推动规范发展。二是鼓励行业建立标准，把龙头企业、领军企业的标准中具有普遍性、应用效果好的内容进一步调整完善，通过行业协会等形成行业标准，在行业内推广应用，通过行业自律推动规范发展。三是及时总结行业标准实践效果，把切实可行、行之有效的行业标准提升为行政规范要求，通过行政力量推动规范发展。四是对符合条件的成熟标准以法律的形式固定下来。

## （四）示范建设，典型带动

典型带动是推动创新工作的有效办法，建立推动"互联网＋医疗健康"示范建设，对有条件、有能力建设的地方，鼓励发展，积累经验。目前，"互联网＋医疗健康"政策正处于摸索中，需要更多地方的先行先试探索实践，示范市能够使当地在"互联网＋医疗健康"发展的政策试点方面拥有更广阔的空间，为"互联网＋医疗健康"创造更良好的发展环境，更好地服务于本地居民，提高居民的幸福感和获得感。

## （五）试点先行，稳妥推进

对于在行业发展中十分关键，政策上又不太好把握的重要问题，开展试点工作。比如网上首诊等比较敏感，是存在一定风险的难题，建议在一些示范市，选择一些国际上相对成熟，实践中也相对有基础的专科，比如精神科、皮肤科、中医科等进行一些试点。在试点中跟踪观察，为全国政策的完善提供地方经验，也为全球互联网医疗的发展贡献力量。同时，在试点方式上探索创新，允许一些试点地区开展类似沙盒监管等方式的创新试点。

# 附　录

## 一、相关专有名词的定义和解释

### 1."互联网 + 医疗健康"

广义的"互联网 + 医疗健康"是指借助互联网、物联网等信息技术的使用，实现个体健康全过程的覆盖，并与个体在生理、心理和社会适应性方面的咨询、诊疗、康复、保健、预防等全流程深度融合而形成的一种新型业态的健康医疗服务体系。国务院发布的《关于积极推进"互联网 +"行动的指导意见》将医疗和健康放在一起，拓展了医疗的概念。所以，目前的"互联网 + 医疗"其实是"互联网 +"医疗相关行业，包括"互联网 +"医院、"互联网 +"公共卫生、"互联网 +"健康管理、"互联网 +"医疗保险等。狭义的"互联网 + 医疗健康"则是指通过互联网等信息技术开展的与疾病诊断、治疗活动相关的全病程医疗服务体系。

### 2. 远程医疗

远程医疗，由医疗机构之间使用本机构注册的医务人员，利用互联网等信息技术开展远程会诊和远程诊断。根据《远程医疗服务管理规范（试行）》，远程医疗服务包括以下情形：（1）某医疗机构（以下简称邀请方）直接向其他医疗机构（以下简称受邀方）发出邀请，受邀方运用通信、计算机及网络技术等信息化技术，为邀请方患者诊疗提供技术支持，双方通过协议明确责权利。（2）邀请方或第三方机构搭建远程医疗服务平台，受邀方以机构身份在该平台注册，邀请方通过该平台发布需求，由平台匹配受邀方或其他医疗机构主动对需求做出应答，运用通信、计算机及网络技术等信息化技术，为邀请方患者诊疗提供技术支持的医疗活动。

3. 互联网诊疗

互联网诊疗活动，由医疗机构使用本机构注册的医务人员，利用互联网技术直接为患者提供部分常见病、慢性病复诊和家庭医生的签约服务。诊疗活动应当由取得《医疗机构执业许可证》的医疗机构提供。

4. 互联网健康咨询

互联网健康咨询是指医疗机构或其他健康平台向群众提供健康咨询而非诊断、治疗的服务。

5. 互联网医院

互联网医院可以为患者提供部分常见病、慢性病复诊和家庭医生的签约服务。此外，当患者到实体医疗机构就诊时，由接诊的医师通过互联网医院邀请其他医师进行会诊时，会诊的医师可以直接出具诊断意见并开具处方。本书所界定的互联网医院为政策意义上的互联网医院，即《互联网医院管理办法（试行）》中明确规定的："互联网医院包括作为实体医疗机构第二名称的互联网医院，以及依托实体医疗机构独立设置的互联网医院。"

6. 独立设置的互联网医院

独立设置的互联网医院是互联网医院作为法人主体，实体医疗为所属机构，主要通过线上平台与一家或多家线下挂靠的实体医院合作为患者提供线上的诊疗服务，所依托的实体医院可以是自建的、收购的或合作的，在互联网医院提供诊疗服务的医生必须在该互联网医院所挂靠的实体医院进行执业备案登记。

7. 实体医疗机构第二名称的互联网医院

实体医疗机构第二名称的互联网医院包括两种形式：第一种形式是实体医院独立申请第二名称，这种形式由医院作为责任主体，企业作为供应方；第二种形式是实体医院与第三方机构合作申请第二名称，这种形式由医院作为医疗主体，企业作为运营主体。实体医疗机构第二名称的互联网医院，主要是医院在原有信息化基础上升级而成的远程接诊平台。

## 二、2004—2020 年我国"互联网＋"医疗服务相关政策

| 颁布时间 | 发文单位 | 文件名称 |
| --- | --- | --- |
| 2004 年 7 月 | 国家食药监局 | 《互联网药品信息服务管理办法》 |
| 2005 年 12 月 | 国家食药监局 | 《互联网药品交易服务审批暂行规定》 |
| 2014 年 5 月 | 国家食药监总局 | 《互联网食品药品经营监督管理办法（征求意见稿）》 |
| 2014 年 8 月 | 国家卫生计生委 | 《关于推进医疗机构远程医疗服务的意见》 |
| 2015 年 3 月 | 国务院办公厅 | 《全国医疗卫生服务体系规划纲要（2015—2020 年）》 |
| 2015 年 3 月 | 国务院办公厅 | 《关于创新投资管理方式建立协同监管机制的若干意见》 |
| 2015 年 4 月 | 国务院办公厅 | 《深化医药卫生体制改革 2014 年工作总结和 2015 年重点工作任务》 |
| 2015 年 5 月 | 国务院办公厅 | 《关于全面推开县级公立医院综合改革的实施意见》 |
| 2015 年 6 月 | 国务院 | 《"互联网＋"行动指导意见》 |
| 2015 年 7 月 | 国务院 | 《关于积极推进"互联网＋"行动的指导意见》 |
| 2015 年 9 月 | 国务院办公厅 | 《关于推进分级诊疗制度建设的指导意见》 |
| 2016 年 4 月 | 国务院办公厅 | 《深化医药卫生体制改革 2016 年重点工作任务》 |
| 2016 年 6 月 | 国务院办公厅 | 《关于促进和规范健康医疗大数据应用发展的指导意见》 |
| 2016 年 10 月 | 中共中央、国务院 | 《"健康中国 2030"规划纲要》 |
| 2016 年 10 月 | 工信部 | 《医药工业发展规划指南》 |
| 2016 年 12 月 | 工信部 | 《大数据产业发展规划（2016—2020 年）》 |
| 2017 年 1 月 | 国务院 | 《"十三五"深化医药卫生体制改革规划》 |
| 2017 年 1 月 | 国家卫生计生委 | 《2017 年卫生计生工作要点》 |

| 颁布时间 | 发文单位 | 文件名称 |
|---|---|---|
| 2017 年 2 月 | 国家卫生计生委 | 《电子病历应用管理规范（试行）》 |
| 2017 年 4 月 | 国家卫生计生委 | 《关于征求互联网诊疗管理办法（试行）（征求意见稿）和关于推进互联网医疗服务发展的意见（征求意见稿）意见的函》 |
| 2017 年 5 月 | 国务院办公厅 | 《深化医药卫生体制改革 2017 年重点工作任务》 |
| 2017 年 7 月 | 国务院 | 《新一代人工智能发展规划》 |
| 2017 年 9 月 | 国务院 | 《关于取消一批行政许可事项的决定》 |
| 2017 年 11 月 | 国家食药监总局 | 《关于加强互联网药品医疗器械交易监管工作的通知》 |
| 2018 年 4 月 | 国务院办公厅 | 《关于促进"互联网＋医疗健康"发展的意见》 |
| 2018 年 7 月 | 国家卫生健康委、国家中医药管理局 | 《关于印发互联网诊疗管理办法（试行）等 3 个文件的通知》 |
| 2019 年 2 月 | 国家卫生健康委办公厅 | 《关于开展"互联网＋护理服务"试点工作的通知》 |
| 2019 年 3 月 | 国家卫生健康委办公厅 | 《医院智慧服务分级评估标准体系（试行）》 |
| 2019 年 8 月 | 国务院办公厅 | 《全国深化"放管服"改革优化营商环境电视电话会议重点任务分工方案》 |
| 2019 年 8 月 | 国家医疗保障局 | 《关于完善"互联网＋"医疗服务价格和医保支付政策的指导意见》 |
| 2019 年 9 月 | 国家发展改革委等 | 《促进健康产业高质量发展行动纲要（2019—2022 年）》 |
| 2020 年 2 月 | 国家卫生健康委办公厅 | 《关于加强信息化支撑新型冠状病毒感染的肺炎疫情防控工作的通知》 |
| 2020 年 2 月 | 国家卫生健康委办公厅 | 《关于在疫情防控中做好互联网诊疗咨询服务工作的通知》 |
| 2020 年 2 月 | 国家中医药管理局办公室 | 《关于加强信息化支撑新型冠状病毒肺炎疫情中医药防控工作的通知》 |
| 2020 年 2 月 | 国家卫生健康委办公厅 | 《关于在国家远程医疗与互联网医学中心开展新冠肺炎重症危重症患者国家级远程会诊工作的通知》 |
| 2020 年 2 月 | 国务院应对新型冠状病毒肺炎疫情联防联控机制综合组 | 《关于开展线上服务进一步加强湖北疫情防控工作的通知》 |

| 颁布时间 | 发文单位 | 文件名称 |
|---|---|---|
| 2020 年 2 月 | 国家医保局、国家卫生健康委 | 《关于推进新冠肺炎疫情防控期间开展"互联网 +"医保服务的指导意见》 |
| 2020 年 3 月 | 民政部办公厅等 | 《新冠肺炎疫情社区防控工作信息化建设和应用指引》 |
| 2020 年 4 月 | 国家发展改革委、中央网信办 | 《关于推进"上云用数赋智"行动培育新经济发展实施方案》 |
| 2020 年 4 月 | 国家卫生健康委办公厅 | 《关于进一步推动互联网医疗服务发展和规范管理的通知》 |
| 2020 年 5 月 | 国家卫生健康委办公厅 | 《关于加快推进国家医学中心和国家区域医疗中心设置工作的通知》 |
| 2020 年 5 月 | 国家卫生健康委、国家中医药管理局 | 《关于做好公立医疗机构"互联网 + 医疗服务"项目技术规范及财务管理工作的通知》 |
| 2020 年 5 月 | 国家卫生健康委办公厅 | 《关于进一步完善预约诊疗制度加强智慧医院建设的通知》 |
| 2020 年 10 月 | 国家卫生健康委、国家中医药管理局 | 《关于加强全民健康信息标准化体系建设的意见》 |
| 2020 年 10 月 | 国家医疗保障局 | 《关于积极推进"互联网 +"医疗服务医保支付工作的指导意见》 |
| 2020 年 12 月 | 国家卫生健康委等 | 《关于深入推进"互联网 + 医疗健康""五个一"服务行动的通知》 |

## 三、部分省份"互联网+"医疗服务相关政策

| 省份 | 文件名称 |
|---|---|
| 天津 | 《关于加强互联网诊疗和互联网医院管理有关工作的通知》 |
| | 《天津市"互联网+"医疗服务医保支付管理办法（试行）》 |
| 河北 | 《河北省互联网医院管理办法实施细则（试行）》 |
| 内蒙古 | 《内蒙古互联网医疗卫生信息服务管理暂行办法》 |
| 吉林 | 《吉林省互联网医院管理办法（试行）》 |
| 上海 | 《上海市互联网医院管理办法》 |
| 江苏 | 《江苏省互联网医疗服务审批程序》 |
| 安徽 | 《安徽省互联网医院管理办法（试行）》 |
| | 《合肥市加快推进大健康产业发展工作方案》 |
| 福建 | 《关于做好互联网医疗服务管理工作的通知》 |
| | 《关于完善"互联网+诊疗服务"收费有关问题的通知》 |
| 江西 | 《江西省互联网医院管理办法（试行）（征求意见稿）》 |
| 山东 | 《山东省健康医疗大数据管理办法》 |
| | 《山东省互联网医院管理办法实施细则（征求意见稿）》 |
| | 《关于完善"互联网+"医疗服务价格和医保支付政策的实施意见》 |
| 广东 | 《关于转发互联网医院建设标准（试行）等3个文件的通知》 |
| 广西 | 《广西互联网医院验收评估要点》 |
| 海南 | 《海南省互联网医院管理办法（征求意见稿）》 |
| | 《海南省促进"互联网+医疗健康"发展实施方案》 |
| 重庆 | 《关于"互联网+"医疗服务价格和医保支付政策的实施意见》 |
| 四川 | 《关于进一步做好互联网医院和互联网诊疗相关工作的通知》 |
| | 《四川省互联网诊疗管理规范（试行）》 |
| | 《四川省健康医疗大数据应用管理办法（试行）》 |
| 云南 | 《关于促进"互联网+医疗健康"发展的实施意见》 |
| 甘肃 | 《关于印发甘肃省互联网医院管理办法（试行）等3个文件的通知》 |
| | 《甘肃省互联网诊疗管理办法（试行）》 |
| 青海 | 《青海省医疗机构互联网医疗服务审核要求》 |
| | 《青海省促进"互联网+医疗健康"发展的实施意见》 |
| 宁夏 | 《银川市互联网诊疗服务规范（试行）》 |
| | 《关于促进宁夏"互联网+医疗健康"产业发展的意见》 |
| | 《关于制定第一批"互联网+"医疗服务项目试行价格和医保支付政策的通知》 |
| | 《银川市医疗保险门诊大病互联网医院管理服务办法（试行）》 |

# 四、互联网诊疗服务监管要点

2018年9月14日，国家卫生健康委和国家中医药管理局组织制定了《互联网诊疗管理办法（试行）》、《互联网医院管理办法（试行）》和《远程医疗服务管理规范（试行）》，明确互联网诊疗服务监管要点具体如下表。

互联网诊疗服务监管要点

| 阶段 | 《互联网诊疗管理办法（试行）》 | | 《互联网医院管理办法（试行）》 | | 《远程医疗服务管理规范（试行）》 | |
|---|---|---|---|---|---|---|
| | 要点 | 依据 | 要点 | 依据 | 要点 | 依据 |
| 诊疗活动准入 | 执业登记申请 | 互联网诊疗活动应当由取得《医疗机构执业许可证》的医疗机构提供。 | 准入申请 | 国家按照《医疗机构管理条例》和《医疗机构管理条例实施细则》对互联网医院实行准入管理。 | 医疗机构基本要求 | 1.有在本机构注册、符合远程医疗服务要求的专业技术人员。2.有完善的远程医疗服务管理制度、有医疗质量与医疗安全、信息化技术保障。 |
| | 合作协议及权责利划分 | 医疗机构与第三方机构的合作协议应当明确各方在医疗服务、信息安全、隐私保护等方面的责权利。 | 合作协议及权责利划分 | 第三方机构依托实体医疗机构共同建立互联网医院，应当通过合同等方式明确各方在医疗服务、信息安全、隐私保护方面的责权利。 | 合作协议及权责划分 | 1.邀请方直接向受邀方发出邀请，双方通过协议明确责权利。2.邀请方或第三方机构搭建远程医疗服务平台，邀请方、平台建设运营方、受邀方通过协议明确责权利。 |
| | 诊疗活动与诊疗科目一致性 | 医疗机构开展互联网诊疗活动应当与其诊疗科目相一致。 | 依托实体医疗机构 | 互联网医院均应当依托实体医疗机构，包括原有医疗机构自建的互联网医院和与第三方机构合作搭建信息平台建设的互联网医院。 | 诊疗科目设置要求 | 有卫生健康行政部门批准、与所开展远程医疗服务相应的诊疗科目。 |

互联网诊疗服务监管要点

| 阶段 | 《互联网诊疗管理办法（试行）》 | | 《互联网医院管理办法（试行）》 | | 《远程医疗服务管理规范（试行）》 | |
|---|---|---|---|---|---|---|
| | 要点 | 依据 | 要点 | 依据 | 要点 | 依据 |
| 诊疗活动准入 | | | 对接省级互联网医疗服务监管平台 | 实施互联网医院准入前，省级卫生健康行政部门应当建立省级互联网医疗服务监管平台，与互联网医院信息平台对接，实时监管。 | | |
| | | | 互联网医院命名规则 | 1. 实体医疗机构独立申请应当包括"本机构名称+互联网医院"。2. 实体医疗机构与第三方机构合作申请应当包括"本机构名称+合作方识别名称+互联网医院"。3. 独立设置的互联网医院应当包括"申请设置方识别名称+互联网医院"。 | | |
| 执业规则 | 医疗质量和医疗安全规章制度建立 | 医疗机构开展互联网诊疗活动应当建立医疗质量和医疗安全规章制度。 | 诊疗技术规范 | 互联网医院执行由国家或行业学协会制定的诊疗技术规范操作规程。 | 诊疗技术规范 | 远程医疗服务执行由国家发布或者认可的技术规范和操作规程。 |
| | 设备信息系统安全 | 第三级信息安全等级保护。 | 信息安全 | 第三级信息安全等级保护。 | 信息安全 | 远程医疗运行各方应当加强信息安全和患者隐私保护，防止违法传输、修改，防止数据丢失，建立数据安全管理规程。 |

续表

互联网诊疗服务监管要点

| 阶段 | 《互联网诊疗管理办法（试行）》 | | 《互联网医院管理办法（试行）》 | | 《远程医疗服务管理规范（试行）》 | |
|---|---|---|---|---|---|---|
| | 要点 | 依据 | 要点 | 依据 | 要点 | 依据 |
| 执业规则 | 国家医师电子注册系统可查 | 开展互联网诊疗活动的医师、护士应当能够在国家医师电子注册系统中查询。 | 国家医师电子注册系统可查 | 开展互联网诊疗活动的医师、护士应当能够在国家医师电子注册系统中查询。 | | |
| | 电子实名认证 | 医务人员电子实名认证。 | 电子实名认证 | 医务人员电子实名认证。 | 实名管理 | 实行患者实名制管理。 |
| | 首诊限制 | 部分常见病、慢性病复诊。 | 首诊限制 | 常见病、慢性病复诊。 | | |
| | 电子病历建立与管理 | 按照《医疗机构病历管理规定（试行）》和《电子病历基本规范（试行）》要求，建立电子病历，并按照规定进行管理。 | 电子病历建立与管理 | 按照《医疗机构病历管理规定（试行）》和《电子病历基本规范（试行）》要求，建立电子病历，并按照规定进行管理。 | | |
| | 处方用药管理规定及电子签名 | 1. 可为部分常见病、慢性病患者在线开处方。2. 在线开具的处方必须有医师电子签名，经药师审核后，医疗机构、药品经营企业可委托符合条件的第三方机构配送。 | 处方用药管理规定及电子签名 | 1. 确定患者在实体医疗机构明确诊断为某种或某几种常见病、慢性病后，医师可对相同诊断疾病在线开方。2. 所有在线诊断、处方必须有医师电子签名。处方经药师审核合格后方可生效，医疗机构、药品经营企业可委托符合条件的第三方机构配送。 | 质量管理 | 1. 建立并实施医疗质量管理体系。接受卫生健康行政部门和质控中心的业务指导与监管。医疗质量安全管理人员定期巡视。2. 远程设备日常维护。受邀方参与远程医疗服务的医务人员应当具有应急处理能力。提供远程医学检查检验等服务的远程医疗服务中心应当配备具有相应资质的卫生专业技术人员。3. 建立良好的医患沟通机制。4. 规范使用和管理医疗设备、医疗耗材，消毒药械和医疗用品等。 |

续表

### 互联网诊疗服务监管要点

| 阶段 | 《互联网诊疗管理办法（试行）》 | | 《互联网医院管理办法（试行）》 | | 《远程医疗服务管理规范（试行）》 | |
|---|---|---|---|---|---|---|
| | 要点 | 依据 | 要点 | 依据 | 要点 | 依据 |
| 执业规则 | 隐私保护 | 应当严格执行信息安全和医疗数据保密有关法律法规，不得非法买卖、泄露患者信息。 | 患者隐私保护 | 互联网医院应当严格执行信息安全和医疗数据保密有关法律法规，不得非法买卖、泄露患者信息。 | 患者隐私保护 | 参与远程医疗运行各方应当加强远程医疗信息安全和患者隐私保护，防止违法传输、修改、防止数据丢失。 |
| | 诊疗活动应当符合分级诊疗相关规定 | 1. 医疗机构开展互联网诊疗活动应当与其功能定位相适应。2. 鼓励医体内利用互联网技术。3. 三级医院应当优先发展与二级医院、基层卫生机构之间的互联网医疗服务。 | 诊疗活动应符合分级诊疗相关规定 | 1. 互联网医院提供医疗服务应当符合分级诊疗相关规定，与依托的实体医疗机构功能定位相适应。2. 鼓励城市三级医院通过互联网医院与偏远地区医疗机构、基层医疗卫生机构、全科医生与专科医生的数据资源共享。 | | |
| 监督管理 | 向监管部门开放数据接口 | 保证互联网诊疗活动全程留痕、可追溯，并向监管部门开放数据接口。 | 省级互联网医疗服务监管平台对接 | 通过省级互联网医疗服务监管平台，对互联网医院共同实施监管，重点监管平台监管的人员、处方、诊疗行为，信息安全等内容。 | 省级以上远程医疗服务中心业务指导监管 | 积极参与省级以上组织的医疗质量管理与控制相关工作，接受卫生健康行政部门和质控中心的业务指导与监管。 |
| | 医师执业资质 | 医师开展互联网诊疗活动应当依法取得相应执业资质，具有三年以上独立临床工作经验，并经其执业注册的医疗机构同意。 | 医师执业资质 | 互联网医院提供诊疗服务的医师，应当取得相应执业资质，在依托的实体医疗机构或其他医疗机构注册，具有三年以上独立临床工作经验，且应当确保主体从事的诊疗工作。 | 医师资质 | 邀请方至少有一名执业医师陪同，若邀请方为基层医疗卫生机构，可以由执业助理医师或乡村医生陪同；受邀方至少有一名具有相应诊疗服务能力、独立开展临床工作三年以上的执业医师为患者提供远程医疗服务。 |

续表

互联网诊疗服务监管要点

| 阶段 | 《互联网诊疗管理办法（试行）》 | | 《互联网医院管理办法（试行）》 | | 《远程医疗服务管理规范（试行）》 | |
|---|---|---|---|---|---|---|
| | 要点 | 依据 | 要点 | 依据 | 要点 | 依据 |
| 监督管理 | 监督方式公布 | 应当向社会公布允许开展互联网诊疗活动的医疗机构名单及监督电话或者其他监督方式，及时受理和处置违规互联网诊疗服务举报。 | 监督方式公布 | 县级及以上地方卫生健康行政部门应当向社会公布互联网医院名单及监督电话或者其他监督方式，及时受理和处置违规互联网医疗服务的举报。 | | |
| | | | 法律责任分担 | 1.取得《医疗机构执业许可证》的互联网医院，独立作为法律责任主体。2.实体医疗机构以互联网医院作为第二名称时，实体医疗机构为法律责任主体。互联网医院合作各方按照合作协议书承担相应法律责任。 | 法律责任分担 | 1.远程会诊由邀请方承担相应法律责任，远程诊断由邀请方和受邀方共同承担法律责任。2.医疗机构与第三方机构合作开展远程医疗服务发生争议时，由邀请方、受邀方、第三方机构按照相关法律、法规和各方达成的协议处理，并承担相应的责任。 |
| | | | 不良事件防范流程 | 互联网医院应当建立互联网医疗服务不良事件防范和处置流程。 | | |

# 五、医院互联网影响力指数计算方法

### 1. 数据和方法

（1）数据介绍

相对于以问卷调查等方式获取的数据，基于患者行为的大数据能够更加真实地反映患者的就医路径，所以这里使用患者在互联网上发生的求医问诊行为数据研究全国医院互联网影响力。

由于互联网的平台型作用，目前患者获取医疗信息和在线服务的渠道，主要集中在开放性的第三方平台。本次研究所用数据来源于好大夫在线平台，通过平台上收录的所有医生和患者自 2006 年至 2018 年 9 月累计的求医问诊行为数据，进行全国医院的互联网影响力分析。好大夫在线作为互联网医疗行业的践行者，12 年累计 461.9 亿浏览量，累计服务了 47842221 位患者，积累了 665.2 万的患者口碑数，覆盖 9177 家医院，559804 名医生，具有行业代表性，能够反映患者在自然状态下的真实就医行为。

每年度的全国医院互联网影响力指数，均统计 2006 年起至当年度的全部数据，用以反映互联网影响力的累积作用。

为确保数据的准确性，做了以下处理，最终保留了 411609 名医生的数据：

①剔除平台记录曾出现过"点评信息违规"的医生数据。

②剔除平台显示为"未收录医院""好大夫工作室"的医生数据。

③剔除测试数据。

④剔除医生的副科室数据（仅保留医生第一执业地点的主科室关系）。

（2）指数计算方法

由于线上服务的提供不局限于固定场所，服务的呈现方式主要以医生个体为单位，医生个人的线上服务和品牌，构成了其所在医院的互联网影响力。科室的影响力是患者选择医院的更具体的依据，因此本研究中的医院互联网影响力分专科进行指数计算。由于各医院专科细分程度和具体名称存在一定差异，因此在数据统计时进行了统一归类处理：

儿内科包括小儿免疫科、小儿消化科、小儿呼吸科、小儿血液科、小儿神经内科、小儿妇科、小儿营养保健科、小儿感染科、新生儿科、小儿急诊科、小儿内分泌科、小儿肾内科、儿科、儿童重症监护室等；儿外科包括小儿外科、小儿骨科、小儿泌尿科、小儿整形科、小儿耳鼻喉科、小儿皮肤科、小儿康复科、小儿神经外科、小儿胸外科等；妇产科包括妇科、产科、妇科内分泌、生殖中心、妇科泌尿、计划生育科、产前诊断科、遗传咨询科、肿瘤妇科等；骨科包括骨科各细分专科及骨肿瘤科、运动医学科等；精神心理科包括成人和小儿精神科；口腔科包括成人和儿童口腔科；眼科包括成人和儿童眼科；泌尿外科包括泌尿外科、男科、泌尿碎石中心等；普外科包括普外科、肛肠科、乳腺外科、微创外科等；烧伤整形科包括烧伤科、整形科、美容科等；感染内科包括感染内科、传染病科、传染科、结核病科、肝病科、传染危重室、艾滋病科等；中医科包括中医科、中医外科、中医肿瘤科、中医血液科、中医心内科、中医消化科、中医肾病内科、中医神经内科、中医乳腺外科、中医肛肠科、中医皮肤科、中医内分泌科、中医男科、中医呼吸科、中医骨科、中医按摩科、中医肝病科、中医感染内科、中医妇产科、中医免疫内科、针灸科、中医儿科、中医老年病科、中医五官科、中医精神科、中西医结合科等；小儿心脏病专科包括小儿心外科、小儿心内科；心血管外科和心血管内科榜单，仅包括成人类；肿瘤非手术治疗科室，由于肿瘤的手术治疗普遍分散于各医院的外科相关科室，肿瘤数据与其他外科疾病数据区分过程中的精准度不够，因此，本次研究仅统计肿瘤非手术治疗科室，包括肿瘤内科、肿瘤介入科、肿瘤康复科、肿瘤综合科、放疗科、病理科等；其他科室划分较为简单，不在这里赘述。

数据统计以医生为基本单元，同一个科室、医院的医生数据汇总为该科室、医院的数据。当医生的第一执业地点发生变化时，该医生的全部数据计入新的执业机构，用以反映医生个人品牌迁移对医院品牌带来的影响。

2. 医院互联网影响力的计算指标

用于计算医院互联网影响力的指数，可以涉及较多维度，本研究依据互联网市场"用户为王"的特征，选取从患者角度出发最为关键的三个维度：患者通过互联网主动了解医生医院信息产生的浏览访问数、获得在线服务的患者数、患者就医后的口碑评价数。具体指标名称和解释如下：

（1）科室访问量：该科室医生个人网站的访问量之和（未开通网站的医生不计入）。

（2）服务患者数：该科室医生在线服务的患者数量之和。

（3）患者口碑值：该科室医生获得的患者投票和暖心的数量之和。

3. 综合指数计算方法

本研究排名采用倒序积分，假设有 100 家医院的消化内科参与消化内科的指数计算，在科室访问量维度，首位医院积 100 分，次位医院积 99 分……以此类推。每一个专科综合指数的计算步骤如下：

（1）将所有医院的参与计算科室的三个指标分别倒序积分并求和，取总积分最高的 20 家医院。

（2）将第一步获取的 20 家医院的参与计算科室再次在三个指标维度分别倒序积分并求和。

（3）计算综合指数，综合指数（10 分制）= 第二步计算所得总积分 ÷ 最高分[①]×10。

（4）取综合指数最高的 10 家医院，形成科室排序。

4. 2018 中国医院互联网影响力指数计算部分结果

2018 年对心血管内科、神经内科、消化内科、内分泌科、风湿免疫科、呼吸科、肾病内科、血液科、心血管外科、小儿心脏病专科、神

---

① 每个专科有 20 个医院参与指数计算，指数会在网站浏览量、服务患者数、患者口碑数三个维度分别积分，如果一个医院在三个维度都排在首位，就能获得 20+20+20=60 分，60 分是医院能够获得的最高分。

经外科、胸外科、烧伤整形科、泌尿外科、肝胆外科、血管外科、普外科、妇产科、小儿内科、小儿外科、骨科、眼科、口腔科、精神心理科、皮肤性病科、耳鼻喉头颈外科、感染内科、中医科、肿瘤非手术治疗科室等 29 个专科进行了指数计算，以下列举部分科室的指数计算结果，（详见表 6-1 至表 6-5）全部指数计算结果详见：http：//www.sohu.com/a/273972174_464407。

表 6-1　心血管内科指数计算结果

| 排名 | 医　院 | 科室访问量 | 服务患者数 | 患者口碑值 | 综合指数 |
|---|---|---|---|---|---|
| 1 | 中国医学科学院阜外医院 | 10528 万 | 112595 | 24535 | 10.0 |
| 2 | 北京安贞医院 | 4253 万 | 41548 | 7820 | 9.5 |
| 3 | 空军军医大学西京医院 | 2325 万 | 30991 | 7094 | 8.8 |
| 4 | 中国人民解放军总医院 | 2545 万 | 29318 | 4708 | 8.7 |
| 5 | 复旦大学附属医院 | 1956 万 | 19415 | 3804 | 8.0 |
| 6 | 郑州大学第一附属医院 | 1236 万 | 12691 | 2445 | 7.2 |
| 7 | 南京医科大学第一附属医院 | 1167 万 | 14677 | 1913 | 6.7 |
| 8 | 上海市第一人民医院 | 1433 万 | 11813 | 1900 | 6.5 |
| 9 | 四川大学华西医院 | 1012 万 | 9595 | 2392 | 6.0 |
| 10 | 上海市胸科医院 | 681 万 | 9626 | 2337 | 5.2 |

表 6-2　心血管外科指数计算结果

| 排名 | 医　院 | 科室访问量 | 服务患者数 | 患者口碑值 | 综合指数 |
|---|---|---|---|---|---|
| 1 | 中国医学科学院阜外医院 | 4714 万 | 49545 | 16299 | 10.0 |
| 2 | 北京安贞医院 | 4708 万 | 42938 | 12717 | 9.5 |
| 3 | 广东省人民医院 | 1399 万 | 16810 | 5092 | 8.8 |
| 4 | 空军军医大学西京医院 | 1162 万 | 20345 | 4916 | 8.5 |
| 5 | 华中科技大学同济医学院附属协和医院 | 1233 万 | 12706 | 3698 | 7.8 |
| | 北京大学国际医院 | 1097 万 | 14390 | 3743 | 7.8 |
| 7 | 山东省立医院 | 838 万 | 12352 | 3574 | 6.5 |
| 8 | 复旦大学附属中山医院 | 724 万 | 10006 | 3286 | 5.7 |
| | 陆军军医大学新桥医院 | 716 万 | 11458 | 2179 | 5.7 |
| 10 | 山东大学齐鲁医院 | 946 万 | 8319 | 2165 | 5.5 |

### 表 6-3　胸外科指数计算结果

| 排名 | 医　院 | 科室访问量 | 服务患者数 | 患者口碑值 | 综合指数 |
|---|---|---|---|---|---|
| 1 | 上海市肺科医院 | 2560 万 | 32903 | 11200 | 10.0 |
| 2 | 中国医学科学院肿瘤医院 | 2143 万 | 12434 | 2887 | 9.3 |
| 3 | 复旦大学附属中山医院 | 972 万 | 12090 | 3334 | 8.7 |
| 4 | 华中科技大学同济医学院附属同济医院 | 1412 万 | 12076 | 2003 | 7.5 |
|  | 北京大学肿瘤医院 | 996 万 | 10575 | 2197 | 7.5 |
| 6 | 四川大学华西医院 | 816 万 | 8355 | 2218 | 6.7 |
| 7 | 首都医科大学宣武医院 | 1065 万 | 9675 | 1246 | 6.3 |
| 8 | 天津医科大学肿瘤医院 | 558 万 | 8245 | 2525 | 6.2 |
| 9 | 上海市胸科医院 | 493 万 | 7226 | 2794 | 5.3 |
| 10 | 北京协和医院 | 630 万 | 7618 | 1586 | 5.2 |

### 表 6-4　神经内科指数计算结果

| 排名 | 医　院 | 科室访问量 | 服务患者数 | 患者口碑值 | 综合指数 |
|---|---|---|---|---|---|
| 1 | 首都医科大学宣武医院 | 8184 万 | 62572 | 8083 | 9.8 |
| 2 | 复旦大学附属华山医院 | 3801 万 | 45027 | 13958 | 9.7 |
| 3 | 北京协和医院 | 3279 万 | 22612 | 5296 | 8.7 |
| 4 | 空军军医大学西京医院 | 1763 万 | 23354 | 3485 | 8.2 |
| 5 | 北京天坛医院 | 2615 万 | 22943 | 2520 | 7.7 |
| 6 | 北京大学第一医院 | 2330 万 | 14199 | 2568 | 7.0 |
| 7 | 华中科技大学同济医学院附属协和医院 | 1423 万 | 19921 | 3444 | 6.8 |
| 8 | 南京脑科医院 | 1428 万 | 20091 | 2264 | 6.3 |
| 9 | 上海交通大学医学院附属仁济医院 | 700 万 | 13509 | 2605 | 5.3 |
| 10 | 空军军医大学唐都医院 | 1192 万 | 12735 | 1584 | 4.8 |

### 表 6-5　神经外科指数计算结果

| 排名 | 医　院 | 科室访问量 | 服务患者数 | 患者口碑值 | 综合指数 |
|---|---|---|---|---|---|
| 1 | 复旦大学附属华山医院 | 7372 万 | 89124 | 21278 | 9.8 |
| 2 | 北京天坛医院 | 8131 万 | 71134 | 13869 | 9.5 |
| 3 | 首都医科大学宣武医院 | 6641 万 | 71375 | 12506 | 9.2 |
| 4 | 中国人民解放军总医院 | 3128 万 | 31788 | 5277 | 8.3 |
| 5 | 空军军医大学唐都医院 | 3206 万 | 24605 | 2885 | 7.7 |
| 6 | 北京协和医院 | 2256 万 | 19693 | 3402 | 7.3 |
| 7 | 上海长海医院 | 1325 万 | 15953 | 4699 | 6.8 |
| 8 | 中南大学湘雅医院 | 608 万 | 11898 | 3587 | 5.2 |
| 9 | 中日友好医院 | 1546 万 | 16272 | 1210 | 5.0 |
| 10 | 华中科技大学同济医学院附属同济医院 | 665 万 | 12212 | 2055 | 4.8 |

# 第三部分  再看*

在疫情冲击带来的重大变局中，在政策、行业与用户三重动力的推动下，中国互联网医疗充分抓住客观发展机遇，通过集聚服务资源、优化服务效率、提升用户体验、推进健康治理，发挥出破除资源约束、降本增效、安全便捷等价值效能，以及积极响应人民需求的社会责任价值，逐步聚焦"以人民健康为中心"的行业价值共识，开始进入全面发展阶段。

在互联网医疗重塑医疗健康体系的进程中，政策端适时响应，在鼓励中推动规范；行业端回归理性，在规范中谋求发展；用户端认知转变，在体验中提出服务需求，为后疫情时代互联网医疗围绕用户真实需求，建立以健康为中心的长效发展机制提出新要求和新挑战。同时，相关监管细则的出台和行业自律探索则为互联网医疗行为回归医疗本质指明路径，"规范"和"创新"成为新阶段互联网医疗发展关键词。

这一部分是在新冠疫情发生后，根据我国互联网医疗发展产生的明显变化，对第一部分内容的一个再认识和更新。在进一步回顾行业发展历程的基础上，总结归纳后疫情时代互联网医疗面临的"变"与"不变"，为互联网医疗行业相关参与者提供形势解析和解决方案参考，并对新阶段互联网医疗发展定位和发展要求做出前瞻性讨论，以提振行业发展的信心，明确行业发展的最终价值依归。

---

\* 这部分是由作者研究团队撰稿、线上发布的《中国互联网医疗价值报告（2021）》的主要内容。

# 第七章

## 洞察：三重动力驱动互联网医疗全面发展

## 一、中国互联网医疗发展历程

### （一）企业动力：行业自发探索创新

2018 年以前，在互联网医疗监管政策尚未明确的背景下，互联网医疗的发展主要由先行企业和一些走在前沿的医疗机构推动，互联网医疗相关主体进行自发探索和创新是这一阶段的基本特征。在这一阶段，互联网医疗行业相关企业实现了从提供信息查询服务到发展医药电商服务，从提供挂号服务到提供轻问诊咨询服务，并进一步探索更深层次医疗服务的转变。由于这一阶段互联网医疗行业的业务范围尚未包含太多真实的医疗问题，因此政府部门的监管力度也相对较小。

### （二）政策动力：行业迎来发展利好

2018 年，互联网领域相关政策导向逐渐明确，积极的政策信号助推形成了互联网医疗发展的多重利好，2018 年因此被称为互联网医疗的"政策元年"。国务院办公厅发布的《关于促进"互联网＋医疗健康"发展的意见》就健全服务体系、完善支撑体系、加强行业监管和安全保障三方面提出具体要求。总的来说，该意见是对社会需求作出的积极响应，也是对互联网企业、医疗机构和地方政府创新探索经验的阶段性总结和提升，鼓励创新、包容审慎的政策导向既是互联网医疗的驱动器也是制动器。

随后，国家卫生健康委相继出台了《互联网诊疗管理办法（试行）》《互联网医院管理办法（试行）》《远程医疗服务管理规范（试行）》，重点领域的政策框架日益清晰。2019 年国家医保局发布的《关于完善"互联网＋"医疗服务价格和医保支付的指导意见》，确定了监管要求和政策归属，以及首诊、处方药等存在风险的服务红线。宁夏成为首个"互联网＋医疗健康"示范区，山东、陕西、海南、浙江等地相继发布的互联网医疗发展相关行动计划进一步优化了各地区互联网医疗的政策环境。

除此之外，政府部门还出台了一系列配套措施保障互联网医疗的信息安全。如 2018 年先后发布了《国家健康医疗大数据标准、安全和服务管理办法（试行）》和《关于进一步推进以电子病历为核心的医疗机构信息化建设工作的通知》，在保障信息安全的条件下提高医疗数据的互联互通水平。这一阶段的各项鼓励性、规范性政策有力推动了我国互联网医疗的发展，新冠疫情期间，互联网医疗开辟"抗疫第二战场"，在一定程度上可以说是这些政策带来的红利。

## （三）用户动力：危机中凸显价值

新冠疫情暴发后，必要的社交隔离措施客观上为互联网医疗发挥无接触、快速响应、突破地理空间壁垒等功能提供了契机。而形成互联网医疗发展机遇的核心规律，在于数字经济本身具备的便捷性、可及性特征能够为防范和化解疫情重大风险提供助力，发挥其调动和运用最广泛资源的作用。

从需求端看，社交隔离带来了用户线上就医的客观需要，而线上就医体验给用户带来了新的认知，新的认知又使用户逐步形成持续使用线上医疗服务的习惯，从而对其长期使用行为起到推动作用。同时，新的互联网医疗认知助推用户形成一些新的服务需要和需求，给行业创新带来新思维和新机遇。疫情期间，无论是在发热等疑似症状的线上问诊方面，还是在慢性病管理咨询方面，用户需求都成为引导互联网医疗提供相应服务的第一动力，也成为长期助推其提供更多便民创新医疗服务的内生动能。

从供给端看，一是互联网医疗平台企业积极参与疫情防控，履行社会责任。例如，众多互联网医疗健康企业，包括京东健康，第一时间开通抗"疫"专项服务通道或抗"疫"电话专线，提供面向疫区及全国的线上医疗咨询服务。2020年1月26日至4月30日，京东健康互联网医院累计免费服务用户超1000万人次，日均问诊量达12万，从平台在线问诊数据看，疫情催生的服务需求确实给平台问诊数量带来明显提升，疫情相关科室的问诊量增长则更为显著。（见图7-1）丁香园为方便公众查询疫情实况，提供全国疫情地图和动态播报服务。好大夫在线与超过200家线上社区打通接口，将医生服务输送到更广泛的需求端。

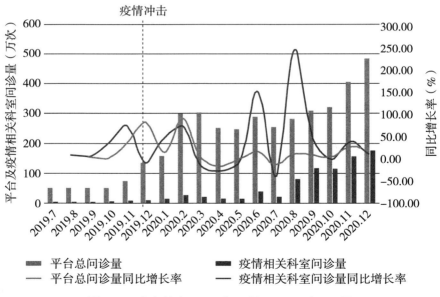

**图7-1　京东健康2019年7月至2020年12月**
**每月线上总问诊量及疫情相关科室问诊量变化趋势**

注：（1）数据来源于《中国互联网医疗价值报告（2021）》。

（2）疫情相关科室指精神心理科、中医心身医学科、呼吸内科、中医呼吸科等疫情期间诊疗需求较大的科室。

医联联合公立医院进行专科咨询服务，推出呼吸专科咨询绿色通道，截至 2020 年 2 月集结全国慢病专科医生 5 万余人，累计服务患者 56 万人。诸多平台企业共同努力，形成了一道抗击疫情的互联网防线。据前瞻产业研究院数据显示，2020 年春节期间互联网医疗在线问诊领域独立 App 日活峰值达到 671.2 万，较 2019 年同比增长 31%，充分体现疫情期间用户的在线诊疗参与度有较大程度提升。二是公立医院积极运用互联网技术投入防控，并加快入场开发建设自营互联网诊疗服务平台。以台州医院为例，搭建了集成在线图文咨询、视频咨询、远程会诊、电话热线、微信小程序等互联网医疗方法的疫情防治专线，并通过商会等渠道参与企业复工复产的防疫指导工作，累计服务 8 万余次，从随访服务人员中发现 6 例确诊病例和 1990 例疑似病例，体现出在病例诊断和流行病控制方面的重要作用。平台企业和公立医院对线上载体与线下医疗资源进行结合的诸多努力，直接使互联网医疗成为抗疫"第二战场"。

在疫情催化互联网医疗加速发展和人民健康服务需求进一步提升的背景下，相关政策的价值导向也逐渐明晰。2021 年《政府工作报告》明确指出，促进"互联网＋医疗健康"规范发展；2021 年 10 月，国家卫生健康委发布《互联网诊疗监管细则（征求意见稿）》公开征求意见，延续了全程追溯、责任倒追的监管原则，明确了互联网诊疗回归医疗服务的根本定位，保障医疗质量和安全，同样体现了始终服务于人民（用户）健康需求的核心要义。

总而言之，在政策、行业和用户的共同作用下，互联网医疗聚焦"以人民健康为中心"越来越成为行业价值共识，平台企业积极应对变局、响应人民需求的社会责任价值得到充分体现。

## 二、互联网医疗发展现状与规模

总的来说，经过十余年的探索与发展，中国互联网医疗行业已经生长为一个涵盖各健康服务要素、集成各医疗服务领域的较为完整的生态。

　　首先，在线医疗已具备一定市场规模且增长势头正盛。根据沙利文咨询数据显示，疫情前我国互联网医疗市场稳步增长，2019 年市场规模 230 亿元；疫情暴发后，互联网医疗行业呈现井喷式增长，市场规模预计达到 470 亿元，相较 2019 年增长 104%。而据艾媒咨询 2021 年发布的《中国互联网医疗行业发展白皮书》更为乐观的测算，2020 年中国移动医疗健康市场规模达到 544.7 亿元，预计 2024 年超过 800 亿元。其次，在线医疗已经初步形成用户基础，疫情催生的健康服务需求亦正在释放。中国互联网信息中心《中国互联网络发展状况统计报告》数据显示，截至 2021 年 6 月，我国在线医疗网民规模高达 2.39 亿人次，较 2020 年 12 月增长 2453 万人次，占整体网民的 23.7%。相应的，国家卫生健康委数据显示，已有超过 20% 的中国医生进入互联网医疗平台提供在线医疗服务，7700 余家二级以上医院提供相应的网上诊疗服务。截至 2021 年 6 月全国互联网医院已达 1600 余家。（见图 7-2）互联网医院作为一种开展线上问诊的重要依托主体，正在发挥重要的作用。另

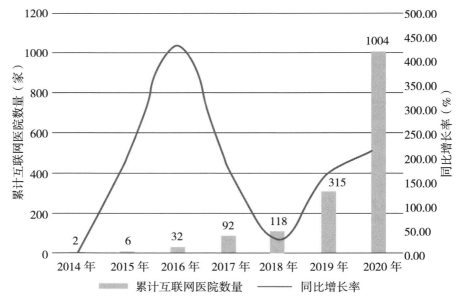

**图 7-2　2014 年至 2020 年全国累计互联网医院数量及增速**

数据来源：《中国互联网医疗价值报告（2021）》。

据《2021 中国互联网医院发展报告》数据，综合医院成为互联网医院建设的主体，占比近七成，专科医院、中医医院也在加速布局互联网医院。

与此同时，"互联网 +"医药和医保也获得了长足发展。医药方面，根据《2020 互联网医疗行业报告》，截至 2020 年我国已发放互联网药品交易服务牌照 992 张，网上药品交易服务趋于成熟。据药链圈数据显示，医药电商市场交易规模在 2020 年已经超过 1800 亿元，同比增长超过 90%。互联网健康险则对基本医疗保障形成重要补充，如大病众筹、网络互助险等均为满足个性化的健康管理服务需求提供丰富的产品形式。据《2020 年互联网人身保险市场运行情况分析报告》数据，互联网健康险实现规模保费 374.8 亿元，同比增长 58.8%，成为增速最快的险种之一。

# 第八章
## 挑战：后疫情时代的变与不变

### 一、互联网医疗价值回归，医疗服务优化提升

#### （一）聚集服务，破除医疗资源约束

互联网的核心价值，在于以数智化技术，打破时空限制，提升服务效率和可及性。在互联网医疗领域，这一核心价值有很多具体的表现，比如通过整合非疫区医疗资源为疫区居民提供居家隔离指导、疑似病症诊治和心理疏导服务；通过整合城市医疗资源为农村地区居民提供防疫指导和慢病管理等服务；通过整合优质医疗资源为居民提供远程诊断、治疗、随访、康复管理、健康知识普及等服务。

后疫情时代，互联网医疗能够更为显著地发挥优化重组医疗资源的作用，延长传统医疗机构服务半径，推动高质量医疗服务更加公平可及，显现出其解决医疗资源稀缺性约束，特别是解决城乡间、地区间卫生服务资源不均衡问题，从而解决"看病贵、看病难"等问题的潜在能力。

#### （二）降本增效，提升医疗服务效率

对供给侧的医疗机构和医生而言，能够通过互联网医疗迅速联通患者需求，构建双向沟通平台，缓解信息不对称问题，从而降低医疗机构运营成本和医生时间成本，缓解线下公立医疗机构人满为患的情况，分

流患者的常见病、慢性病需求，把线下医疗资源留给更有需要的患者，同时将分散的时间留给其他有需要的患者，一定程度上缓解医疗资源较薄弱地区服务能力不足的困扰。

同时，互联网医疗可以运用人工智能等技术帮助医生完成重复性工作，有效提高诊断和服务效率。以智能影像技术为例，人机合作诊断30名患者产生的近9000张肺结节CT影像仅需30分钟，效率相较传统途径提高5倍以上，且智能诊断综合准确率达到90%以上，既能够节省医生时间，也能够有效提高诊断质量和服务效率。此外，在患者所居城市医疗水平相对较差的情况下，患者可以通过线上就诊获得专家会诊结果，并在线下与基层医生进行深入沟通，有助于基层医生疾病诊断能力的提升。

因此在后疫情时代，公立医疗机构对信息化手段的运用及其积极拥抱数字化转型的趋势，将为公立医院维护公益性、调动积极性、保障可持续的高质量目标提供新路径。

## （三）安全便捷，改善医疗服务体验

对于需求侧用户（患者）而言，首先，互联网医疗平台通过整合复诊、随访、咨询服务，让患者可以足不出户享受医疗服务，避免重复医疗行为带来的不便。据宁波云医院粗略估算，医疗信息化一年内能够为宁波患者节省就诊时间约6000万小时。其次，互联网医疗服务不仅切实为患者就医提供方便，也能够让患者避免因排队挂号、服务态度敷衍等原因而造成心理伤害，客观上有利于营造更为和谐的医患关系，形成更为适度的医患沟通方式。当然，疫情期间互联网医疗还通过这一安全保障机制避免因患者集中进入医院而引发疫情扩散，很大程度上减少了院内交叉感染的现象，发挥出特殊时期的特殊价值。

对于供给侧用户（医生）而言，更多的线上医疗参与可以为医生个体赋能，激励医生建立"医生品牌"，将品牌价值与医生个人相联系，既促使医生主动维护自身口碑信誉，提升服务意识，也让医生更多地关注患者和诊疗过程，进而为患者提供长期持续的健康管理，构建起医患之间的良性互动关系，倒逼整体医疗服务质量的改进。

### （四）应对变局，推进卫生健康治理

在面临疫情带来的重大考验时，除了线上诊疗服务和疫情防控知识科普等突出表现以外，大数据技术作为互联网医疗的底层支撑同样发挥出重要应用功能。如人口流动大数据的分析应用，就为研判复工复产影响、进行流行病调查溯源等工作提供有效助力，以动态监测、实时预测等方式协助政府部门由经验决策向依靠大数据决策转变，从而为数字化技术嵌入卫生健康治理体系与治理能力现代化提供契机。另外，健康码、疫情信息实时发布、互联网公益募捐与资源调配等应用，也为建立政企合作的常态化联防联控和社会治理机制提供了机遇。

而后疫情时代互联网医疗本身的迅速发展，也正在要求治理决策从顶层设计层面形成创新突破。以人民的实际需求为导向，以审慎包容、规范创新的原则为基础，形成覆盖互联网医疗领域的健康促进政策体系，如解决互联网医疗标准规范、多点执业的利益协调、线上医疗服务的支付、明确互联网医疗模式中各要素的监管细则等问题，使"全民健康"成为国家、社会与行业的共同责任，全面深入实施健康中国战略。

## 二、后疫情时代：迎来新的变化和挑战

### （一）政策：适时响应，在变化中推动行业规范

就线上首诊问题而言，基于医疗安全的考虑，目前我国政策口径明确指出"互联网诊疗的范围为开展线上复诊服务"。但线上"首诊"一直是互联网医疗的行业关切和政策焦点之一。2020年4月发布的《关于推进"上云用数赋智"行动 培育新经济发展实施方案》，提出"以国家数字经济创新发展试验区为载体，在卫生健康领域探索推进互联网医疗医保首诊制和预约分诊制"，第一次在国家政策文件中出现"首诊"，

虽然从实践看并没有实质推进，但当时行业和媒体的情绪，足见这一问题的热度。

就处方药线上销售问题而言，不同于非处方药，处方药的决策权在于医生而非患者。随着部分患者已经形成网上购物的消费习惯，网售处方药的市场需求日益增大，特别是对于慢性病患者而言，药品复购频率更高。疫情中，"零接触"的优势使网售药在特殊时期形成巨大需求。近年来，我国网售处方药已经在制度方面实现了诸多进展，但总体而言对处方药线上销售有明确的内容限定和要求。2018 年《关于促进"互联网 + 医疗健康"发展的意见》规定，线上开具的常见病、慢性病处方，经药师审核后，医疗机构、药品经营企业可委托符合条件的第三方机构配送。2019 年新修订的《中华人民共和国药品管理法》在一定条件下允许网售处方药。2020 年国家药监局综合司发布《药品网络销售监督管理办法（征求意见稿）》，规定在确保电子处方来源真实、可靠的前提下，按照有关要求进行处方调剂审核，对已使用的处方进行电子标记。这不仅有助于推动网售处方药发展，提高患者购药用药的可及性、便利性，缓解患者"问药难"，也明确了监管原则，凭借互联网天然"全程留痕"的属性，对网售处方药业务进行全流程监管，坚持药品流通风险管理，提高药品追溯能力，降低药品事后追查难度。2021 年全国"两会"以来，网售处方药违规的问题引起了高度关注。10 月的《互联网诊疗监管细则（征求意见稿）》强调了"禁止统方、补方"。

就互联网医疗的医保支付问题而言，能否获得医保支付被视为互联网医疗行业发展的关键。政府确实出台相应政策响应疫情催化的互联网医疗需求增长，明确互联网医疗医保支付的发展方向。2019 年国家医疗保障局（国家医保局）出台的《关于完善"互联网 +"医疗服务价格和医保支付政策的指导意见》明确了医保支付范围、结算对象等问题。2020 年 3 月，国家医保局和国家卫生健康委联合出台《关于推进新冠肺炎疫情防控期间开展"互联网 +"医保服务的指导意见》，将符合条件的"互联网 +"医疗服务费用纳入医保支付范围，实现了部分医院的在线医保结算。同年 11 月，为提高医保管理服务水平、提升医保基金使用效率，积极推进"互联网 +"医疗服务医保支付工作，国家医保局发布了《关于积极推进"互联网 +"医疗服务医保支付工作的指导意见》。但总体而言，真正能够获得医保支付的主要还是医院提供的部分在线医疗服务。

就用户医疗数据产权归属与隐私安全而言，这是伴随互联网医疗发展始终不可回避的问题。首先，数据产权问题直接影响互联网医疗价值的发挥，互联网最大的价值就是连接，没有产权基础的连接往往会演变成一种盗窃行为，患者的数据会轻易被他人盗窃、买卖，产生一定的危害。其次，医疗信息的隐私安全问题直接关乎广大人民的生命安全乃至国家安全，对医疗数据的收集、使用、存储和传输各环节都应予以高度的政策关注。2020 年 6 月，我国正式实施《中华人民共和国基本医疗卫生与健康促进法》，其中第九十二条明确指出："国家保护公民个人健康信息，确保公民个人健康信息安全。任何组织和个人不得非法收集、使用、加工、传输公民个人健康信息，不得非法买卖、提供或者公开公民个人健康信息。"2021 年 6 月，《中华人民共和国数据安全法》获得通过并于9 月起正式施行，正式将卫生健康领域数据安全问题上升到法律层面，切实保障人民医疗信息数据安全。

就医生多点执业而言，提供线上服务与医生受雇工作单位及其本职工作产生矛盾的问题仍受质疑。针对这一问题，确实有国家政策支持。2020 年 7 月，国家发展改革委、国家卫生健康委等 13 部委联合发布了《关于支持新业态新模式健康发展 激活消费市场带动扩大就业的意见》，强调探索多点执业，探索适应跨平台、多雇主间灵活就业的权益保障、社会保障等政策，也为医生多点执业行为提供正面肯定和配套保障。但实践中，医生愿意多点执业，院长不赞成多点执业的现象仍很普遍，这一问题的根源还是多点执业的合理性和可持续性。

## （二）行业：回归理性，在规范中迎来行业变局

在鼓励创新和监管规范两方面政策形成驱动和制动平衡的条件下，经历疫情挑战后的互联网医疗企业迎来上市潮，2020 年 12 月，京东健康登陆港交所成为首家盈利上市的互联网医疗企业。同时，也有许多领域内的独角兽企业纷纷完成蜕变，传统医疗机构加速信息化建设，试图引领行业变革、引导价值回归。因此更要观察新时期互联网医疗行业整体呈现的诸多新特征及其面临的诸多新挑战。

1. 供给侧呈现新特征

一是服务模式趋向闭环化、专科化。一方面，互联网医疗平台一直致力于构建"预防—诊断—治疗—康复管理"的全流程线上医疗服务场景，其中的巨头企业则更多从打通医疗健康信息平台和供应链整合角度，实现医疗、医药和慢病管理的闭环运行，这种介入健康全过程的服务模式在为患者提供更便利、更全面服务的同时，也一定程度上避免了用户的多平台活动行为，抑制了某些提供单一专业化服务的互联网医疗平台发展。另一方面，由于隐私要求高、咨询问诊更便捷等性质，提供皮肤科、精神科及儿科等专科线上诊疗服务一直是互联网医疗平台的重要业务。在整体行业规模快速增长的同时，部分先行企业也将业务布局逐渐转向精耕细作，更多满足重点用户的诊疗诉求，将更多资源投入应当优先和重点解决的医患匹配问题，以部分专科服务为中心实现互联网医疗价值的最大化释放。

二是公立医院通过技术建设加速进场。疫情催化下，具有医保支付优势的公立医院通过自身信息技术建设加快进场，在增加医疗资源总体供给的同时也加剧了行业竞争。据动脉网报道，截至 2020 年 12 月，全国百强医院中已有 71 家开通互联网医院或者提供互联网诊疗服务。据健康界数据，2020 年由医院主导建立的互联网医院达 348 家，较 2019 年增长约 84%。公立医院积极参与互联网医疗可以实现其线下医疗资源向线上转移，一方面，有助于公立医院扩大服务半径，推动优质医疗

服务资源下沉；另一方面，即便医院和平台企业二者整体呈现相辅相成、互为补充的关系，依然对原有互联网行业生态产生了一定冲击，导致原有互联网医疗平台优质医生资源的流失和平台用户的流失等。

三是平台企业从观望到发力。阿里、京东、腾讯、字节跳动等企业纷纷在互联网医疗领域加快布局，好大夫在线、丁香医生等独角兽企业也在各自服务与内容垂直领域加速发力，形成引导行业变革和价值回归的有生力量。以京东健康为例，依托京东大药房、京东家医、京东健康互联网医院等核心产品，建设互联网医疗健康服务生态，为用户提供全场景的医疗健康产品和服务，同时持续探索专科疾病的互联网医疗健康服务模式创新，截至 2021 年 10 月上线 27 个专科中心，并入驻近百位权威专家名医，2021 年上半年日均问诊量超过 16 万人。

2. 供给侧出现新挑战

一是互联网医疗面临线上医疗资源虹吸与分级诊疗之间的相互作用问题。在传统线下领域，我国医疗卫生体系的"虹吸现象"早已存在，主要反映为三甲医院挂号难、看病难，暴露出我国分级诊疗制度建设的不充分不完善。疫情后，互联网医疗的快速发展再次对我国分级诊疗制度提出了新的挑战。一方面，互联网医疗可以通过技术手段更加有效地推动分级诊疗，如针对基层重症患者，可以通过专家远程会诊等形式实现优质医疗资源的下沉。另一方面，互联网医疗也可能由于优质资源的汇集，形成更严重的虹吸效应，一定程度上阻碍分级诊疗的切实落地。

面对这一问题，互联网医疗供给主体愈发重视发挥线上咨询服务的分诊优势，通过智能导诊帮助患者理顺线下就诊顺序，引导常见病、轻症患者在就近基层医院进行治疗，引导重症患者到医院线下就诊，为复诊患者提供在线诊疗服务，通过线上医疗服务能力的延伸，扩大线下诊疗空间，优化医疗资源分布，满足患者的就医需求。同时，推动高质量医疗资源下沉，提升医疗服务资源的公平可及性。

二是互联网医疗平台面临如何合法有效保障用户隐私和线上诊疗数据安全的问题。疫情后，越来越多的患者参与和使用线上医疗方式，随之带来医疗数据量的大幅增长，患者的个人信息安全问题变得尤为重要。且医疗数据往往涉及患者大量的个人隐私，是非法数据盗取和交易的主要目标，更加突出了保障用户隐私和线上诊疗数据的重要性。第三方平台企业作为互联网医疗行业的主要组织者，首先需要对患者的个人隐私安全负责，在保障患者隐私安全的基础上探索数据的合规使用。为保障互联网医疗行业的用户隐私和数据安全，2018 年 7 月国家卫生健康委出台的《互联网医院管理办法（试行）》指出，实施第三级信息安全等级保护是建设互联网医院的必要条件。而作为互联网医疗行业的组织者和引领者，各大互联网医疗健康企业应当在更高层面上尊重和保障用户数据安全，对平台数据治理提出更高要求。

三是医生上线参与互联网医疗的动力与能力问题。动力层面，疫情之后公立医院医生互联网医院上线率明显提高，但总体服务时长未见明显增长，根本原因是医生激励问题尚未解决。一方面，线上医疗服务项目数量有限，部分复诊服务政策限定在线诊疗按照公立医院普通门诊诊察类项目价格收费，定价较低，难以激发医生动力；另一方面，互联网医疗对人财物投入要求较高，受限于公立医院的运营能力，总体规模还十分有限。能力层面，互联网医疗服务也是对医生能力的一种挑战。与传统线下提供医疗服务不同，线上诊疗通过文字、电话、图片、视频等方式进行症状交流，要求医生有更强的沟通能力和服务精神，以同理心和职业道德对待每一位病患。

因此，塑造医生线上品牌形象和价值是提升能力与动力的重要路径。传统的就医模式导致患者往往不认"和尚"只认"庙"，因而众多三甲医院人满为患，无论大小疾病，患者都习惯往大医院跑，导致"看病难"问题越发严重。而随着就医方式的转变，患者线上就医更加注重医生品牌，重视医生服务方式和诊疗效果。因此医生的品牌将成为医生未来发展的重要因素，它不仅可以帮助医生获得阳光收入，还可以调动医生的积极性，实现对疾病的高效管理。京东健康为助力医生线上执业个人品牌的打造，针对不同层次医生推出了不同的"医生扶持计划"，如为专家打造线上 IP，提高其线上影响力；为中青年医生提供流量扶持、接诊补助、品牌建设等服务，助力中青年医生树立品牌。

四是互联网医疗业务标准化以及支付标准的问题。在规范发展中创新，需要逐渐建立标准以约束企业的不规范行为。标准确立的一种路径是从企业标准推广成行业标准，继而被纳入行政标准，符合条件的被列入法定标准。没有标准是现成的，特别是在互联网医疗这样一个创新领域，只能在实践摸索中建立标准。互联网医疗标准的建立离不开行业各方参与者的共同努力，如平台企业、领军医院的自发积极探索，行业协会等组织的积极观察、补充完善和推广应用。

## （三）用户：认知转变，在体验中提出服务需求

疫情是一次前所未有的全民健康教育，为互联网医疗转变用户认知、提升用户体验提供了机遇。因此，后疫情时代互联网医疗发展的关键，在于平台能否把握和应对需求侧出现的新特征和新挑战，进而培养用户形成互联网医疗的使用习惯，围绕用户实质需求建立以健康为中心的互联网医疗长效发展机制。

### 1. 需求侧呈现新特征

一是用户人群基数扩大，用户结构发生转变。疫情带来的客观需求直接带动了诸多互联网医疗平台注册用户和问诊服务量的爆发式增长。据艾媒数据统计，2020 年中国移动医疗用户达到 6.35 亿人，调查显示有 74.4% 的中国网民在疫情期间参与过在线问诊、医药电商或互联网健康咨询等服务。京东健康数据显示，2020 年活跃用户数达 8980 万，一年净增 3370 万，规模增长可见一斑。具体地，可以发现用户结构从年轻人向老年人延展，从城市居民向农村居民延展，主要原因是疫情期间家庭集中式的居家隔离大大增加了家庭年轻成员对老年人的使用帮助和理念灌输，引导老年人提升对于互联网医疗的接受程度，而农村则具有基础医疗资源较为薄弱、距离中心城市优质医疗资源较远的特征，因此更加注重互联网医疗打破空间壁垒、服务便捷高效的特征。

二是用户对线上服务的利用率和深度发生变化。虽然互联网可以通过多种获客形式积累用户，但用户的实际参与度和体验率并不高。疫情则客观上创造了大量需要进行线上诊疗服务的实在需求，无论是被迫使用还是主动使用，都能够让包括医生和患者在内的互联网医疗用户，形成一次完整使用体验，为通过规模经济和范围经济提高效率提供了契机。从好大夫在线平台图文问诊数据来看，医生平均回复次数相比疫情前的6—7次迅速提升到7—8次以上，2020年上半年较同期增长率达到约22.5%，且一直仍保持波动增长，截至2021年底医生平均回复次数已经增长至9次以上。（见图8-1）无独有偶，京东健康互联网医院医患沟通的平均轮次约为8轮，8轮以上的占比30%。这充分说明医生群体作为互联网医疗的重要参与方和服务供给主体，其线上参与行为和使用深度正在发生积极变化。

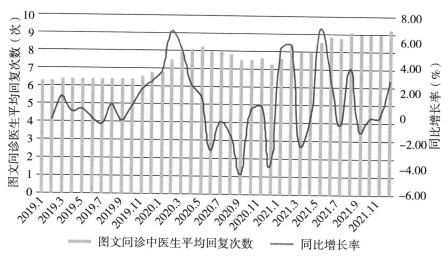

**图8-1 好大夫在线图文问诊医生平均回复次数变化趋势**
数据来源：《中国互联网医疗价值报告（2021）》。

三是用户对互联网医疗的付费意愿提高。目前，我国互联网医疗已经经历了投资人支付、医药企业支付，正在逐步形成用户付费意愿，医保支付政策也在推进当中。京东健康数据显示，2020年平台服务收入超过 26 亿元，较上年同期增长 85.4%，医药和健康产品销售收入则超过 167 亿元，同比增长 77.8%，平台营收能力的上升从侧面反映出用户支付意愿和支付能力的提高。

2. 需求侧出现新挑战

一是行业发展面临多层次、多样化的医疗健康需求。作为看病就医的主要群体，第七次人口普查数据显示，我国 60 岁及以上老龄人口高达 2.6 亿，占比约为 18.7%，随着我国老龄化程度进一步加剧，必然导致对医疗服务和养老服务的巨大需求。与此同时，疾病谱的转型，即心脑血管疾病、糖尿病等慢性病发生率的不断提高，也使得对于健康护理、慢病管理的需求迅速增长。因此，促进老年人口的线上诊疗参与、提供长期持续的老年人健康管理服务，是互联网医疗下一步发展的重要方向。此外，高质量发展的内在要求也强调互联网医疗应当充分发挥便捷性、可及性、高效性优势，提高医疗服务质量以满足人民群众日益增长的医疗健康需求，推动健康中国战略的实施。

二是互联网医疗平台多元密集发展，可能形成服务质量参差不齐、用户选择影响体验等问题。互联网医疗平台在获得政策支持和用户青睐的同时，也将出现市场主体良莠不齐等次生问题，患者在线上就医过程中，可能难以获得准确可靠的质量信号以选择合适的就诊平台，反而造成负面体验，同时医生资源的有限分配将一定程度上受到选择的干扰，消弭互联网医疗原有的整合供给优势。

三是线上服务可获得性强的特征，以及用户以结果为导向的诊疗需求，可能会导致出现过度医疗的问题。互联网医疗在提供高效便捷服务的同时，也弱化了患者寻医问药的成本概念，容易使患者产生对诊疗结果的单纯认知和盲目追求，即便患者对自身的疾病症状更为清楚，但由于医疗的不确定性，以及部分患者对病症描述较为模糊，且在医保支撑的情况下，也很有可能选择过度服务，存在线下问题线上化的隐患。

## 三、政策端：推动互联网医疗行业规范发展

当行业发展逐渐步入医疗领域深水区，涉及医药、处方等重点问题时，政策规范紧随其后、不断加强。行业的创新开拓和政府规范之间呈现一种交互式的状态：行业创新—政府规范—行业再创新—政府再规范。

### （一）明确监管目标，实行分类管理

互联网医疗行业的发展涉及众多利益相关者，商业模式复杂，政府部门作为行业规范的主要制定者，针对互联网医疗不同领域、不同参与者、不同发展模式要明确监管目标、制定监管要求。为保障互联网诊疗的规范发展，国家卫生健康委 2021 年 10 月发布《互联网诊疗监管细则（征求意见稿）》，以医疗为核心，以医疗的严肃性为价值导向，保障医疗服务质量和安全。参考线下医院诊疗的监管方式，从医疗机构、服务人员、服务业务、质量安全、监管责任等具体方面出发对线上诊疗提出更加明确的要求。

此外，政府部门还积极参考国际互联网医疗的发展经验，对争议较大的焦点问题出台指导意见，避免市场观望和行业非理性发展。针对疫情后期互联网医疗发展的行业焦点问题，如是否放开线上首诊、处方药在线销售行为、医疗健康数据安全以及医生多点执业等问题，政府部门均通过政策进行了明确与规范，对于必须监管的内容逐步出台监管方案，厘清业务和监管边界的关系。

### （二）丰富监管手段，提升监管能力

面对互联网医疗行业先进的技术优势、一部分传统的行业载体以及复杂的利益相关关系，传统的监管手段可能存在时间上的滞后问题以及空间上的不匹配问题。监管部门应积极利用先进的监管技术，丰富监管手段，提升监管能力，通过省级监管平台端口实现与互联网医疗数据的对接，鼓励运用人工智能、大数据等新型技术分析和实时监管互联网医

疗行业的发展，充分发挥大数据监管等先进技术优势，以适应互联网医疗行业发展的新形势。

### （三）完善监管流程，实现全程可追踪

为保障互联网医疗行业的医疗质量，政府监管部门始终秉承全程可追溯、责任可倒追的监管原则，基于先进的互联网技术，实现互联网诊疗全程留痕。《互联网诊疗监管细则（征求意见稿）》对互联网诊疗业务监管全流程、可追溯提出了更加详细的要求。

第一，重视事前监管。在互联网诊疗活动开始前，要保障诊疗活动的各个参与者都进行实名认证。患者需要实名注册登录，并且有义务向医疗机构提供真实的身份证明和基本信息；审核患者线下就诊病例资料，确保患者符合复诊条件，可以参加在线诊疗活动。医生也需要进行实名认证，保障医务人员的合法资质；同时医生还需要经过相关在线诊疗培训才能参与互联网诊疗活动。第二，强调事中监管。在线诊疗过程中的所有图文、音频资料要全程保存，并向省级监管平台开放数据接口，保存不少于 15 年。第三，保障事后可追溯。诊疗结束后，医生开具的电子处方、处方的审核激励、处方的点评记录也要妥善保存；如果提供药品配送服务，相关处方流转的信息也需要保存并向省级监管平台开放数据接口，实现诊疗全流程监管、全程可追溯。

### （四）遵循市场规律，鼓励创新探索

疫情以后，互联网医疗的便利衍生了患者对互联网医疗的更高需求，而在满足人民需求的基础上遵循市场发展规律是互联网医疗发展的重要原则。政府部门作为行业发展的主要监管者，要在把握行业发展底线的同时，遵循市场发展规律、鼓励行业创新探索。《互联网诊疗监管细则（征求意见稿）》在明确基本诊疗底线的前提下，对一些具体监管措施尚未进行细节规范，给予了相关企业一定的探索空间。

以首诊为例，如上文所述，是否允许互联网医疗首诊一直是行业关

注的重点问题。随着用户对互联网医疗认知和需求程度的提高，以及互联网医疗行业整体向规范方向推进，参考部分国家和地区的经验，探索在一定条件下和一定范围内针对特定专科、特定病种开始首诊试点，应该是鼓励互联网医疗进一步创新的重要路径，也是关键领域政策的重要突破口。在政府试点政策的推动下，行业进行先行探索，不仅能够将风险控制在一定范围内，也能为行业未来发展提供更多的经验借鉴。

## 四、行业端：加强用户认知，推动服务标准化

### （一）提升供需双方的互联网医疗认知

从供给侧来看，后疫情时代公立医疗机构一改此前保守的态度，积极探索互联网医疗，以建设互联网医院等形式成为不容小觑的行业力量。据动脉网数据，2021 年 1—4 月建成的 146 家互联网医院中，约有四分之三由公立医院主导建设（110 家），远高于第三方平台主导建设数量。其中，北京和上海两地知名公立医院以及中医院在后疫情阶段表现出的积极作用尤其值得关注。

**案例一**

**北京协和医院：公立医院主动自建模式**

2020 年 3 月，北京协和医院互联网医院成为北京市首家获批的互联网医院。在 2020 年初疫情防控中，医院紧锣密鼓组建专项团队，仅用时两周即接连上线互联网发热咨询、互联网专科咨询；一个月顺利完成互联网诊疗资质申报，并在 5 月 21 日实现互联网诊疗首次接诊。为将"互联网＋"医疗效果落到实处，医院在接下来的半年内分批分类，按每月 4—5 个科室的速度推动全院科室上线，9 月实现药品配送到家，打通了互联网便民的最后一环。截至 2021 年底，医院 40 个科室开展互联网诊疗，1282 名医生开通权限，累计开展服务 9 万人次。覆盖 49 个科室，医、护、技、药的 1000 余名

医务人员，免费为 22.9 万人次患者提供互联网咨询。

• 注重规范和标准化建设，行稳致远

北京协和医院领导多次指出：协和要把互联网医院工作做实，要体现协和特色，建立协和标准，发挥示范引领作用，要切实让老百姓受益。

协和医院互联网医院从源头上把控"互联网＋"医疗制度建设，以国家相关法律法规为基础，融入协和特色，编写互联网医院管理制度；主办"互联网医院高质量发展高峰论坛"，发布《互联网医院管理技术规范汇编》，内容涵盖互联网医院医疗质量与安全、业务流程、护理咨询、药学服务、病历书写以及信息化建设等技术规范；结合互联网医院工作开展历程与实践经验、问题与解决方案、成功案例，以及规范操作流程等，出版专著《互联网医院高质量建设发展之路》，在全国范围推广。

• 坚持公益性，重视便民服务和患者体验

将线上、线下医疗服务打通，结合专科特色，在流程设计中建立互通转诊渠道，实现线上、线下诊疗一体化：临床营养科 PICC 导管维护门诊实现全部线上化；部分科室实现患者出院随诊、定期复查的线上预约制度，保障患者得到及时诊疗，还能帮助患者解决挂号难、就诊周期长等问题。

• 凝聚合力，积极高效建设互联网医疗平台

医院充分尊重临床意见，多次在全院范围调研临床需求，达成"发挥临床特色诊疗优势，形成协和特色互联网诊疗"的一致共识。同时设立激励政策，鼓励临床探索更广阔的医疗业务场景，将服务流程的选择权交给临床，管理部门、信息团队全力配合。

为方便医生出诊，医院制定了灵活机动的排班模式与出诊模式。固定排班与自主预约相结合。既可以在线下诊室接诊，也可在病房、办公室或家中通过笔记本云桌面、台式机开展线上诊疗工作，充分利用碎片化时间，提高效率。

**案例二**

**上海市第一妇婴保健院：公立医院与第三方合作共建模式**

上海市第一妇婴保健院（同济大学附属第一妇婴保健院，以下简称"一妇婴"）是国内最早拥抱互联网的公立医院之一，创新探索移动医疗创新，持续推动就诊预约、移动支付、随访跟踪、远程医疗等便民惠民措施的落地。2008年，一线医生即试水在线咨询诊疗。医院和第三方平台好大夫在线合作，鼓励医生开通线上服务。截至2021年底，全院九成医生入驻了好大夫在线。

在中国社会科学院健康业发展研究中心发布的"中国医院互联网影响力排行榜"中，一妇婴妇产科连续5年位居专科领域全国第2。据好大夫在线数据显示，一妇婴在互联网上的关注度排名位列上海第7、全国第25。15年来，全院医生的网上诊室累计访问量达3.599亿次，累计在线服务患者数超51万人，累计跟进治疗患者量25万人，累计发布科普文章3000余篇，患者好评率高达94%。

从一妇婴建设互联网医院的实践经验来看，互联网医院的有效建设和良性发展，首先需要转变医院管理者和医生的观念。人才评价系统要逐渐向患者、社会认可的互联网医院平台倾斜。人才评价观念则应探索实现"双轨制"，即除了对学科能力强的人才进行培养以外，还要给经过线上磨炼成为"网红"或者是"准网红"的医生提供好的平台。同时，应当形成线上线下一致的医院绩效系统，给予拥有在线诊疗优质口碑的"网红"医生、医生团队以合理的绩效奖励配套政策，助力推进与人民群众对美好生活、健康福祉的需求相匹配的高质量公立医院建设。

**案例三**

**河南中医药大学第一附属医院：中医院互联网医疗服务模式**

河南中医药大学第一附属医院（以下简称河南中医一附院）是

河南省建院最早、规模最大、实力最强的中医医院，目前该院有三个院区：一个老院区（即总院）和两个新院区，总院拥有 2700 张床位，年门诊量为 315 万人次，年出院病人 9.87 万人次。该院拥有 6 个国家区域中医专科诊疗中心、7 个国家临床重点专科、9 个国家中医药管理局重点学科、14 个国家中医重点专科，在河南省中医系统中排名第一。

2020 年 3 月，河南中医一附院携手京东健康，以实体医疗机构为基础，以"独立架构、独立运行"为原则，共建河南中医药大学第一附属医院京东互联网医院，实现互联网医院与线下实体医院 HIS 系统、远程医学中心的互联互通，更好地为临床医生和患者服务。

为真正建好、用好互联网医院，河南中医一附院成立互联网医院建设领导小组，设立一名副院长主管互联网医院工作，并根据运营需求组建综合管理部、运营推广部、平台研发部。同时在院区专门开辟"互联网医院"，设置办公区、医生接诊专区、直播室、剪辑室等，整体面积近 400 平方米。

通过建设互联网医院，河南中医一附院真正实现患者就医流程优化。通过"豫中一"App 为患者提供在线复诊、特需医疗、便民门诊、处方开药、缴费、药品免费配送等服务，同时打通了检查检验、预约线下门诊、住院开具等服务，有效构建起覆盖诊前、诊中、诊后的线上线下一体化、智慧化医疗服务新模式，方便患者就医。

截至 2020 年 6 月，河南中医一附院互联网医院已有注册医生 767 名，注册患者近 13 万人，已服务近 30 个省份的患者。2021 年 8 月疫情反扑，互联网医院充分发挥"互联网＋医疗"诊疗优势，通过 0 元义诊、防疫处方、便民门诊、发放健康券等便民惠民措施，有效降低实体医院就诊压力和交叉感染的风险，仅 8 月份接诊近 1.2 万单。

在助力分级诊疗落地方面，当患者需要转诊至上级医疗机构进一步诊治时，可借助河南中医一附院互联网医院平台发起转诊申请，完成上转流程。针对慢性病用户，医联体内的二三级医院可通过互联网医院平台将患者转诊信息发送至社区卫生服务中心，协助基层医疗卫生机构进行慢病管理、门诊复诊或者实体医院进行住院康复等业务，做好医疗资源的高效匹配和供给，有效降低患者就医成本，并提升基层医疗服务水平。

从需求侧来看，公立医院的积极参与，大幅提升了医生和患者对互联网医疗的认知。由于公立医院具有公益性的定价机制和更受社会认可的技术沉淀，大量用户以线下的服务、口碑信任为基础形成了线上的品牌信任，作出线上就医决策，从而推动互联网医疗从医疗服务的补充品向必需品过渡。据"中国医院互联网影响力研究"课题组发现，医疗机构与互联网的融合正在不断深化。一方面，公立医院借助互联网平台，把诊疗工作延伸到患者看病的全过程，让患者的治疗不因时间空间的改变而中断，服务深度和患者满意度不断提升；另一方面，互联网也在促进医疗效率的提升、学科建设的发展，成为助力医院高质量发展的新渠道。

## （二）规范探索互联网诊疗标准化

在创新领域，没有现成的标准，行业学 / 协会、联盟组织、企业等资源主体和组织主体，一直积极在新领域中探索标准建设和标准化流程的制定。

2020 年 9 月，《Ⅱ型糖尿病缓解中国专家共识》在《中国糖尿病》《中国全科医学》等期刊同期发布。该共识由北京大学人民医院内分泌科主任、北京大学糖尿病中心主任纪立农教授，上海市第十人民医院邹大进教授，北京大学第一医院郭晓蕙教授，东南大学附属中大医院孙子林教授，中山大学第三医院曾龙驿教授，四川大学华西医院田浩明教授等来自全国的 24 名内分泌及营养专家共同参与制定。京东健康后续持续推进该共识的普及推广，同时医生将在京东健康糖尿病中心提供缓解糖尿病的服务。在专科疾病领域，京东健康与行业专家和产业链伙伴合作，为需求方提供一体化的预防、诊断、治疗、康复和随访解决方案，致力于探索在线诊疗行业的标准化、规范化路径。

除此之外，丁香园等企业也在坚持为用户提供专科可靠的医疗健康服务，通过各种严格专业的审核、考评、突发处理等机制完成医生选拔、服务等流程，保障医疗服务质量，为行业医生上线行为规范提供企业标准。

# 第九章
## 前瞻：遵循规律，规范创新

### 一、任重道远，互联网重塑医疗健康体系

习近平总书记在中央全面深化改革委员会第十四次会议上提到，要高度重视新一代信息技术在医药卫生领域的应用，重塑医药卫生管理和服务模式，优化资源配置提高效率。在经历疫情大考的过程中，我国医疗卫生服务体系展现出优秀的抗压能力和非凡韧性，但也暴露出疾病预防控制、基层卫生健康治理、医疗应急物资储备、卫生健康人才培养等方面的深刻问题。

而互联网作为能够重塑医疗体系的重要技术手段，无论在面向个人的全生命周期健康干预与管理服务方面，还是在面向产业的"医—药—险"业务链重构方面，或是在面向体系的整合供给、提升效率、改善体验方面，都能够借助数字化、平台化优势，形成深化医药卫生体制改革和推进健康中国建设的有利条件。因此，需要全面认识互联网医疗的价值及发展互联网医疗的必要性，在政策、行业与用户勠力同心的新形势下，进一步发挥资源整合、提升效率、优化体验等作用，以重塑更为公平高效可持续的医疗健康体系。

## 二、遵循规律，在规范中推动创新发展

### （一）政策端应当遵循社会信息化发展规律和医疗全流程监管规律

首先，要遵循社会信息化深入发展的规律。互联网技术嵌入医疗健康领域而形成的互联网医疗模式，在一定程度上满足了信息化时代人民对便捷、高效、个性化医疗服务的需求，有效降低了患者就医的时间成本和经济成本。因此，政府部门应当充分认识到互联网医疗发展是社会信息化发展的大势所趋，自觉响应群众需要和互联网医疗发展需要。

其次，要尊重医疗领域全流程监管的规律。医疗行业是直接涉及群众生命健康的特殊行业，因此必然要求全行业监管、全流程监管、综合协同监管。这不仅是医疗卫生监管的基本原则，而且是互联网医疗监管的基本原则。作为行业的监管者，政府部门必须意识到医疗的特殊性、生命的唯一性与市场逐利性之间的潜在冲突，必须尊重医疗领域全流程的监管规律，只有这样才能实现互联网医疗领域全程监管和责任倒追。

### （二）行业端应当遵循医疗发展规律和互联网发展规律

作为我国互联网医疗行业的重要组织者和参与者，互联网医疗平台企业遵循医疗发展规律，在建设互联网医院、推进技术服务医疗机构进程中，充分发挥其行业影响力和变革推动力。

一是应当推动互联网医疗服务产品的标准化、规范化。大众普遍认为落实医保支付是推动当前互联网医疗发展的关键。我国目前针对互联网医疗的医保支付问题已出台了多项文件鼓励落实，为何医保支付的推进效果仍十分有限。究其根本是我国互联网医疗服务标准规范的产品体系尚未建立，医保部门无从定价、无法列入报销目录从而确定报销比例，真正能够执行的并不多。因此，推进互联网医疗发展要从标准化、规范化互联网医疗服务产品出发，为医保支付介入创造条件。

二是符合医改方向，防止线下存在的问题线上化。当前，我国医疗

改革进入深水区，发展互联网医疗应该是深化医改的助力器，而不是绕开医改的避风港。尤其是在线上互联网医疗和线下传统医疗模式互补和融合的必然趋势下，必须避免传统线下问题在互联网医疗行为中重现。遵循医改的发展方向，就要避免带金销售、处方药补方、过度用药等线下药品销售存在的问题线上化，否则将破坏互联网医疗发展的环境。因此，未来相当一段时间的工作重点，应是构建覆盖诊前、诊中、诊后的线上线下一体化医疗服务模式，并针对其实现依托于技术嵌入和数据互联互通的一体化监管。

三是充分认识医疗投资回报周期长的特点。医疗投资回报周期长在一定程度上导致了互联网医疗领域发展相对较慢。国内外实践表明，医疗投资回报周期很短的往往都存在不规范发展的问题。医疗卫生事业要坚持公益性，互联网医疗行业同样也要坚持。

对于医疗机构而言，推动互联网医疗发展要遵循互联网发展规律。

一是认识到互联网医疗不是简单地把线下医疗服务线上化，而是对用户（包括医生和患者）行为的一种改变。从国内外实践看，改变医生和患者的医疗、就诊行为较为困难，涉及专业、伦理、文化习惯等多种因素。不仅医生的互联网服务能力需要培训，患者的互联网医疗使用习惯也需要培育。

二是认识到互联网医疗的运营需要大量人力财力的投入。除了早期在互联网医疗领域探索的互联网医疗企业之外，越来越多的公立医院开始自建互联网医疗平台，打造互联网医院，我国互联网医院的数量不断增加。互联网医疗的运营离不开对实体医疗机构的依托，但必须解决运营能力不足、没有规模效应导致成本较高等问题。

三是认识到将分散的资源互联互通到平台，通过规模效应和范围效应实现降低成本、提高效率和优化资源配置，是平台经济的重要机制。公立医院建设互联网医院，一方面要避免重复建设导致公共资源的浪费，另一方面要避免不同互联网医院平台之间形成"数据烟囱"和"信息孤岛"，降低信息沟通效率。因此，需要加强顶层设计，定位平台化发展，采取政府搭建互联网医疗信息平台或者利用第三方平台的方式实现医疗健康信息的互联互通。

### （三）改革创新是互联网医疗发展的内生动力

互联网医疗作为医疗健康服务体系的一种新业态，既没有太多历史发展经验可以借鉴，也缺少成熟的国际经验参考，需要在摸索中前行、在实践中持续创新。首先，持续模式创新。互联网医疗不仅可以将线下医疗服务线上化从而提高效率方便群众，也可以延伸医疗服务半径，让原来开展不足的诊前诊后服务能够更好地实现，还可以增加医患沟通的渠道和延续性，有利于建立医患长期信任。因此要更全面地认识互联网医疗的价值，给予合适的定价和支付机制，鼓励调动医院、医生提供线上诊疗服务的积极性。其次，持续制度创新。新事物的发展难免与原有制度存在一些冲突。一方面，要勇于探索推动关键政策的突破，比如在"互联网＋医疗健康"示范区等特定区域对一些风险较低、人民需求强烈及具有丰富国外实践经验的特定专科开展首诊试点，另一方面，要加强规范管理，推动政府监管的创新。以大数据监管与治理为方式，以行业协会参与生态治理为桥梁，推动互联网医疗的内生发展和自我规范相结合。

## 三、生命至上，以"人民健康为中心"为最终价值依归

此次新冠疫情暴发后，习近平总书记提出"在重大疫情面前，要把人民群众生命安全和身体健康放在第一位"，充分体现了党对人民群众健康的重视。在疫情暴发初期，面对武汉的严峻形势，坚决采取封城措施，体现了党对"人民生命重于泰山"承诺的践行。与此同时，在医疗救治方面，为保障每一位患者都能得到及时的救治，国家为新冠病毒确诊患者提供免费救治，免除患者因费用问题不敢就医的后顾之忧；在应急资源方面，统筹全国各地一切可以调动的防疫物资和优秀医生，支援

疫情严重地区；在疫情防控方面，各地充分发挥群防群控作用，守住疫情防控的"最后一公里"；在疫情防控后期，提出在恢复经济社会发展的同时不能放松对疫情防控的要求，同时积极履行大国责任，向发展中国家和地区派遣医疗支援队伍，提供防疫物资，无偿向国际社会赠送疫苗，提出构建"人类卫生健康共同体"。这些举措都是党始终将人民群众生命健康放在首位的重要体现。

在疫情中发挥重要作用的互联网医疗同样需要秉承生命至上原则，以"人民健康为中心"为最终价值依归，才能在发展中不忘初心，摒弃流量思维和营利思维，构建具有行业引领作用的线上服务新业态。更具体地，互联网医疗应围绕患者建立深度参与、即时高效的在线健康管理和服务模式。一方面，通过个人健康档案的数字化记录和信息集成共享机制，提高医患之间的沟通效率，减少非必要医疗费用，让患者切实加入到疾病管理中来，增强主动健康管理的参与感和主人翁意识。另一方面，发挥"互联网＋医疗健康"的健康宣传教育功能，以互联网医疗的体验式认知为路径增强预防意识和健康维护意识，将健康管理的阵线前移，真正实现从"治已病"向"治未病"转变。

# 第四部分　持续观察

　　信息革命时代，"互联网＋医疗健康"注定是避不开的议题。以 2018 年为起点，相关政策陆续出台让"互联网＋医疗健康"迎来了发展的春天，而 2020 年开始的新冠疫情，让更多人因被疫情所迫体验"互联网＋医疗健康"而认识这一创新领域，给"互联网＋医疗健康"的创新添了一把火。生命至上，健康优先，"互联网＋医疗健康"也注定不是最放开的。"因祸得福"的"互联网＋医疗健康"在加速发展中也逐渐暴露一些问题。2021 年"两会"《政府工作报告》为规范"互联网＋医疗健康"发展加了把油。在互联网治理规范的大环境下，"互联网＋医疗健康"注定只能在规范中创新。在跑步中整理队伍，政府韧性治理是对创新行业的最好支持。行业在发展，政策在调整，作为一个研究人员，有幸见证了这个过程。

　　这部分是作者 2018 年至 2021 年观察"互联网＋医疗健康"发展做出的评论。既有为创新发展鼓与呼，也有为规范发展提倡议，特别是深入观察了新冠疫情对"互联网＋医疗健康"发展带来的新变化。

# 第十章

## 在创新中发展

## 注定避不开的"互联网 + 医疗健康"[*]

《关于促进"互联网 + 医疗健康"发展的意见》(以下简称《意见》)
是市场和各界期盼已久的一个政策。在信息网络技术飞速发展、"互联
网 +"大力推进的大形势下,"互联网 + 医疗健康"注定是避不开的热点。

第一,需求驱动。随着互联网不断渗透到生产、生活的方方面面,
人们的行为开始发生改变,越来越习惯于通过互联网解决衣食住行,同
样期待通过互联网获得医疗健康服务,由此倒逼提供医疗健康产品的医
院、医保、药企等随之改变行为。据调查,2016 年,通过在线教育平
台、在线文献数据库、在线社区或社交 App 进行学习的中国医生分别
占 40.2%、39.7%、34.8%。2017 年,与信息化相关的医院,患者满意
度为 94%,排第一位。

第二,技术驱动。信息不对称问题突出和需求的个性化、趋高性是
医疗健康领域的重要特征,也是医疗改革需要解决的难题。互联网和智
能化技术,为缓解医疗信息不对称、合理配置医疗资源提供了有效的技
术手段。一是惠民,通过医院互联网化和远程诊疗等优化流程、创新服

---

\* 本文是 2018 年《关于促进"互联网 + 医疗健康"发展的意见》发布后作者的一个评
论,由《健康报》首席记者姚常房帮助整理成文,发表于《健康报》2018 年 5 月 7
日。收入本书时有修改。

务，方便群众，降低患者求医问药的经济和时间成本。二是赋能，通过在线学习、辅助诊断决策等帮助医生，特别是基层医生，提高能力和水平。三是治理，通过增进医患信任，减少医患矛盾；通过大数据管理，促进健康的有效治理，提高群众获得感，是密切联系群众的重要渠道。

第三，资本驱动。有研究显示，2013—2016 年，我国移动医疗市场规模从 23.6 亿元增长到 71.8 亿元，2016 年增长率为 68.15%，医疗大数据应用市场规模 2016 年增长 61.97%。主要的投资主体，一是医药企业，主要是为了企业的研发和营销；二是医疗集团，主要是为了改善服务和扩大规模；三是互联网企业，布局医疗健康领域的业务拓展；四是投资资本，"互联网＋医疗健康"是风投热衷的领域之一。

第四，政策驱动。一方面，针对医疗健康领域发展不平衡不充分的突出矛盾，"互联网＋医疗健康"的各类应用，可以丰富供给，提高服务效率和可及性，引导优质资源下沉，帮助实现分级诊疗，为人民群众提供全方位全周期的健康服务。据调查，截至 2017 年，我国远程医疗已经覆盖 1.3 万家医疗机构，2017 年开展远程病理、影像、心电诊断等服务 6000 万例次。医院互联网化后，门诊大厅滞留患者减少超过 18%。另一方面，发展健康产业，特别是促进其与互联网的融合，是健康中国建设的重点内容，是进一步扩大内需、促进就业、转变经济发展方式的重要举措，也是创新驱动发展战略的关键领域。

近年来，"互联网＋医疗健康"在这些因素的驱动下，从两个方向不断探索创新。一个是以医疗健康服务机构为主体，加载互联网创新服务和管理，可以称之为"医疗健康＋互联网"，以上海闵行、福建厦门等地区典型和一些医院典型为代表，并且在脱贫攻坚的"健康扶贫"工作中，发挥着重要作用。另一个是以互联网企业为主体，在医疗健康领域的创新，可以称之为"互联网＋医疗健康"，以好大夫在线、春雨医生、丁香园等创业企业为代表，腾讯、阿里等互联网巨头也都开拓了医疗健康业务。

然而，医疗直接关系人的生命和健康，有其特殊性和敏感性。"互联网＋医疗健康"这一新生事物的健康可持续发展，亟待解决一些关键问题。

一是准入。也是行业标准和行为规范。通过互联网可以提供哪些医疗健康服务？谁可以提供服务？怎样提供服务？服务效果和质量是否有保障？线下的医疗健康服务都有相关的法律法规，线上的医疗健康服务也应有相关法律法规。首诊和处方药电子商务是市场最为关注的两个业务边界问题。

二是责任。医疗健康服务有一定的风险，线上提供医疗健康服务，一旦出现纠纷，如何界定责任？以通过互联网平台就诊为例，是互联网平台企业承担责任，还是远程诊断的医生承担责任？另外，突破空间限制的互联网医疗和属地化管理原则如何对接，如何界定行政监管的责任主体？

三是安全。包括如何保证互联网医疗信息真实可靠、如何保障患者的个人隐私，以及如何保障国家网络信息安全。互联网上的虚假医疗健康信息，会造成很大的社会危害。"互联网＋医疗健康"服务所产生数据的权属问题也成为行业关注的重点。

四是支付。一方面，没有相应的定价和支付标准，"互联网＋医疗健康"无法可持续发展，特别是医保支付，是关系行业发展的关键。另一方面，服务便捷程度的提高，可能会增加患者的需求，如何合理有效控制费用，也是必须考虑的问题。

《意见》从服务体系、支撑体系、行业监管和安全保障三个方面，释放多个鼓励信号，允许依托医疗机构发展互联网医院，充分利用互联网技术，为患者提供便利服务。文件在明确行为边际、强化责任、提高监管能力等方面都作了明确规定，对一些关键问题的反馈将为这一创新领域的健康发展保驾护航。

# "互联网＋医疗健康"要在创新中发展 *

2018 年 4 月 28 日，国务院办公厅印发《关于促进"互联网＋医疗健康"发展的意见》（以下简称《意见》），就促进互联网与医疗健康深度融合发展作出部署，以缓解看病就医难题，提升人民健康水平。从2018 年 4 月 12 日国务院常务会议确定发展"互联网＋医疗健康"措施和 4 月 16 日国务院新闻办吹风会释放相关政策信息开始，各界就对这个文件充满了期待。《意见》公布后引起媒体和市场的热烈响应，被认为是近些年来医改领域最务实的文件之一。《意见》及时回答了行业和社会关切的一些问题，响应了市场和社会的诉求。

第一，《意见》明确了政策上对"互联网＋医疗健康"的支持鼓励导向。政策上是支持鼓励，还是不支持甚至是禁止，是对创新领域发展极其关键的一个问题，是企业、医院、地方政府决策的重要依据。方向上判断错误，可能导致满盘皆输。现在，政府在政策上的支持鼓励态度给创新探索者吃了定心丸。

第二，《意见》确定了当前"互联网＋医疗健康"的应用重点，拓宽了对"互联网＋医疗健康"的理解。"互联网＋医疗健康"不只是上网寻医问药，而是更为全面的应用，包括医疗服务、公共卫生、家庭医生签约、药品供应、医疗保障、医学教育和科普、人工智能应用等七方面，是医疗服务、公共卫生、药品供应、医疗保障、人才培养、监督管理"六位一体"和整个医疗卫生体系与互联网的融合发展，也遵循了从信息化到智能化的技术发展趋势。其内容不仅涉及直接的医疗服务，也涉及医疗相关的其他服务，比如挂号、付费、医保结算等。从实践看，当前通过互联网技术对医疗服务流程实施再造，能更快更明显地提高患者及其家人的获得感。

---

\* 本文发表于《社会科学报》总 1608 期，2018 年 5 月 24 日第 4 版。收入本书时有修改。

第三,《意见》界定了"互联网＋医疗健康"的行为边界。当前,"互联网＋医疗健康"在实践中最受关注、争议最大的是三个问题:一是关于互联网医院;二是关于网上首诊;三是关于处方药电子商务。《意见》明确了可以允许依托医疗机构发展互联网医院,医疗机构可以使用互联网医院作为第二名称,也就是说互联网医院是以实体医院为基础的。《意见》允许在线开展部分常见病、慢性病复诊,不允许首诊。《意见》明确线上开具的常见病、慢性病处方,经药师审核后,医疗机构、药品经营企业可委托符合条件的第三方机构配送,即处方药不可直接通过电子商务销售。

第四,《意见》明确了互联网医疗健康服务平台等第三方机构的责任。互联网产业在中国快速发展,很多领域深度融合和广泛应用互联网,这与包容的政策环境直接相关。医疗健康直接关系人民群众的生命安全,所以,《意见》在发展初期就明确,第三方机构应当确保提供服务人员的资质符合有关规定要求,并对所提供的服务承担责任。

可以说,《意见》给"互联网＋医疗健康"的发展加载了一个驱动器,体现了包容的原则;同时也加载了一个制动器,体现了审慎的原则。当然,《意见》是促进和规范"互联网＋医疗健康"发展的开始,而不是结束。《意见》本身就提出了很多后续的工作,比如健全统一规范的全国医疗健康数据资源目录与标准体系,出台规范互联网诊疗行为的管理办法,研究制定健康医疗大数据确权、开放、流通、交易和产权保护的法规,健全相关机构准入标准,等等。这些都将是一系列配套的政策措施。另外,也有"互联网＋医疗健康"可持续发展所需要解决的一些体制机制问题,可能因为时机不成熟,《意见》中尚未明确,比如如何更广泛地发挥第三方平台对"互联网＋医疗健康"的创新作用、如何真正实现医疗健康信息的互联互通等。同时,《意见》所确定的七个方面的重点应用,更多侧重于医疗,随着技术的进步和经济的发展,未来还会有更多细节需要规范和促进。

总之,《意见》是对当前社会需求的一个积极响应,也是对过去一段时间医疗机构、互联网企业、地方政府创新探索经验的阶段性总结和提升，未来还需要在审慎和包容的原则下继续鼓励"互联网＋医疗健康"创新发展，坚持以改革创新为动力，推动健康中国战略的落实。

## "互联网＋医疗健康"是当前创新的一个时代机遇 *

我想跟大家分享的第一个观点就是，"互联网＋医疗健康"是当前创新的一个时代机遇。为什么这么说？美国两任总统的经济顾问、经济学家保罗·皮尔泽写过一本书叫《财富第五波》，他在书中说，在人类历史上，财富分成五个阶段，前四个阶段分别是农业革命、工业革命、商业资本革命和信息网络革命，那么第四次产业革命之后，人类将走向哪里呢？皮尔泽认为，是健康革命时代。

为什么是健康革命呢？我想这不难理解。人活着为什么？人活着就是为了活着。

从西方文化角度来讲，康德曾经说过："健康和长寿是人类最自然的欲望，而且长寿是比健康更加自然的欲望。"用我们俗话来说是"好死不如赖活"，在座诸位医生对这种想法的感受比我更加深刻——你们感受过太多病人求生的欲望。

在东方文化里，我们追求"五福临门"，五福的第一福就是寿，所以最终是为了实现健康长寿。再往深里想一想，人类改造自然、创造奋斗的目的是什么？无非就是两个：一是拓展生存空间，二是延长生存时间。

工业革命、信息网络革命，都是拓展我们的生活空间、行动空间，而健康革命将会延长我们的生存时间。所以从这个意义讲，我认为，"互联网＋医疗健康"把第四次产业革命和第五次产业革命结合在一起，既扩展了人类的生活空间，又延长了生存时间。

---

\* 本文根据作者在 2019 年 1 月 6 日 "中国好大夫峰会"上的演讲实录整理而成。

所以，我对"互联网＋医疗健康"是当前创新的一个时代机遇这个事情是有信仰的，我认为这一定是未来一个长期的方向。

## （一）在这样一个创新时代，我们做什么创新？

创新分成三类：技术创新、模式创新、制度创新。技术创新是生产力的创新，模式创新和制度创新是生产关系的创新。这里我不谈技术创新，不想跨界，只跟大家分享模式创新和制度创新。

模式创新非常重要，相当于把技术组织起来。它重要的目的就是降低交易成本。人类经济活动的核心特征就是交易，我们要促成交易，所有的模式创新就是为了降低交易成本，让大家以更低的成本、更便捷的方式获得想要的产品和服务。

制度创新是在技术创新和模式创新的基础上，把一些社会公认的东西制度化、规范化，这是非常重要的。举个简单的例子，工业革命以后发明了汽车，而有了汽车以后马车的利益受损了，所以英国曾经出台过一个法律，规定汽车的速度不能超过马车。所以，技术很重要，模式和制度创新也非常重要。

我今天就跟大家分享一下，在中国这样一个情景背景下，"互联网＋医疗健康"的模式创新和制度创新。

先看模式创新。在整个互联网经济时代，一个非常重要的模式创新就是平台经济。那么什么是平台？我们说人类一个最关键的经济活动就是交易，任何一个交易都分成三个阶段：第一个阶段是在交易前需要搜寻信息，搜寻想要的产品、搜寻客户、搜寻生产厂家等等，这时就产生了搜寻成本。第二个阶段是搜到产品以后要交钱、要支付，这就产生支付成本。第三个阶段是支付之后要交付，就会产生交付成本，包括物流成本，也包括对产品的信任所造成的成本——如何保证这个产品是我想要买的东西。

人类发展的过程，就是这三个阶段降低交易成本的过程。从搜寻的角度，原来只是在集市和农贸市场，后来有了商场，现在发展到互联网平台、网上商城。从支付的角度，原来是以物换物，几头牛换几头羊，后来出现了贝壳货币、金属货币，造纸术发明以后有了纸币，现在是电子支付，微信、支付宝扫一扫等等。而交付阶段就是两个成本，一是物流成本，二是信任成本。

接下来我们来看互联网是如何改变人类的交易行为和经济行为的。在搜寻阶段，互联网大大降低了搜寻成本。就像我们要找一个好大夫，原来可能要各处打听，甚至跑遍整个北京城，今天只要上好大夫在线，这就是互联网给我们带来的信息搜寻成本的大量下降。至于支付成本的下降就不用说了，微信、支付宝，扫一扫解决了。

但是，互联网同时带来一个问题。在没有互联网交易的时候，一手交钱，一手交货，基本上可以看得见、摸得着，能够实际地评判一下；但是在互联网时代，看得见、摸不着，通过电商买东西，买家版和卖家版往往不一样。这时你就会发现，除了物流成本，还有相应的信任成本。

所以，互联网可能给我们带来搜寻成本和支付成本的下降，也有可能带来交付成本的上升。同时，随着信息的丰富，搜寻成本也会上升。试想一下，当我们在一个有几千万、上万万产品的平台上搜寻我们想要的东西的时候，痛不痛苦？

实际上在互联网时代整个交付成本是上升的，所以纯粹的网上交易产生了一些变动，又要回归线下，实现线上线下融合，例如今天说的新零售。从电商到新零售，核心的原因就是交付成本上升了。

按这样的经济学分析逻辑，我们来看中国互联网是如何创新的。

这是我个人总结的，大概可以把中国"互联网＋医疗健康"的内容概括进去。可以发现，互联网企业、互联网平台，都在朝着降低搜寻信息成本、降低交付成本的方向推动。从大平台逐渐走向精准的平台，进而走向社交的平台，都是为了降低信息搜寻成本、为了更加精准。但同时，交付成本提高以后，我们又回归到线上线下结合，所以互联网医疗很多也是线上线下结合。今天的互联网医疗都是依托实体医院，也符合这个逻辑。

同时，我们也可以看到互联网医疗健康发展的内容，最早也是从交付成本低的信息开始的。比如说从对医生的服务、医生的教育，慢慢地走向医疗的服务、线上的诊疗；从线上问诊、电话咨询、图文咨询等等，最后发展到交付成本高的产品，比如药品的销售。

但这些创新工作，很多都是没有被法律明确界定的，这个时候就需要制度创新。

我国的"互联网＋医疗健康"的制度创新以2018年为分水岭，2018年以前，互联网医疗健康主要处于野蛮生长阶段。只要你想象得到，就可以连接。但2018年以后就不是这样了。2018年以前是在摸索中创新，2018年是从摸索到规范的阶段，2018年以后我的判断是，要在规范中继续创新。

为什么说2018年是一个非常重要的节点呢？因为这一年出台了"1+3"个文件："1"就是2018年4月份发布的《关于促进"互联网＋医疗健康"发展的意见》。"3"就是关于互联网诊疗、互联网医院、远程医疗服务的三个相关的规范文件。

进一步看这几个文件会发现，2018年整个中国"互联网＋医疗健康"的特征：

第一，给"互联网＋医疗健康"加了一个驱动器。它明确了政府对"互联网＋医疗健康"的发展是鼓励和支持的。对于一个创新行业来讲，最大的风险是误判政策方向，当你做了极大的投入以后，突然发现这个事情是不被允许的，那这个投资风险就非常大。这几个文件，一方面，扩大了对"互联网＋医疗健康"的理解。中国的"互联网＋医疗健康"远远比美国、欧洲理解得更宽泛，包括互联网和公共卫生、家庭医生签约、医疗服务、药品、医保、教育科普以及人工智能七个方面，不仅按照信息技术发展过程，都纳进去了，还涵盖了医疗服务优化过程，包括了院内、院外整个医疗服务的流程，同时涵盖了从医疗到健康的全过程，所以是覆盖了全方位、全周期健康服务的"互联网＋医疗健康"。

另一方面，明确了医保支付的方向，虽然今天还没有很多医保支付的明确方案，但是在这个《意见》里面明确了医保要支付，且现在已经明确了在贫困地区支付对健康扶贫的远程诊疗。

第二，给"互联网＋医疗健康"同时加了一个制动器。这个"制动器"有两个含义：其一，明确了"互联网＋医疗健康"的责任和边界，明确了第三方平台的责任。今天中国的互联网医疗，第三方平台是承担责任的。同时，也明确什么不可以做。比如线上首诊、处方药的电商销售。还有互联网医院的定义。今天的互联网医院一定依托实体医疗机构。未来会不会有变化，我们期待再有新的政策。其二，明确了安全要求。责任要可追溯，安全要可保障。安全包括医疗质量安全和健康信息安全，不仅涉及个人隐私安全，也涉及国家网络安全，因为健康信息还涉及国家安全的问题。

2018 年政策的制度创新还体现两个重要的含义：

第一，注定避免不了的"互联网＋医疗健康"。在 2014 年、2015 年的时候，《人民日报》的李红梅老师采访过我，我跟她说这是注定不可避免的。因为，当互联网已经渗透我们衣食住行方方面面的时候，不可能还有一个互联网禁区叫医疗健康，中国人只有在医疗健康上是不用互联网的，别的都用，这不现实，因为人们的需求不允许这样，所以"互联网＋医疗健康"是注定不可避免的。实际上，医院一直在提高信息网络应用水平，也就是说"医疗＋互联网"的发展并不是新事物，"互联网＋医疗"才是新事物。这两个方面也是"互联网＋医疗健康"的两个发展方向。

第二，注定不是最开放的"互联网＋医疗健康"。这一点由医疗的特殊性决定。中国的互联网经济，整体上是从 1998—2000 年开始发展的，但"互联网＋医疗健康"慢了 5—10 年，因为"互联网＋医疗健康"不容易做。这 5—10 年恰恰是中国互联网经济发展的黄金时期，这期间没有特别多的规范，没有特别多的法律限制、监管，对这个创新领域非常友好。但是 5—10 年过去以后，进入 2010 年以后，特别是 2015

年以后，整个中国的互联网经济开始进入规范阶段。在这之前，中国的电商平台是不承担责任的。2018年1月1号《中华人民共和国电子商务法》实施，电商整体开始规范起来。但是"互联网＋医疗健康"从一开始就遇到了互联网经济发展的规范期。这就是这个行业的特征，也是提醒我们这个行业从一开始就要在创新和规范之间做一个平衡。

### （二）未来的方向是什么？

今天的互联网经济主要在流通领域，"互联网＋医疗健康"也主要在这个领域。未来的发展方向，我认为大概有以下几个：

第一个方向，可能会垂直整合。因为流通领域毕竟是有限的，互联网的连接一定要实现生产、流通、消费的全价值链的打通，所以一定是往生产端结合。今天的互联网经济，产业互联网也是未来发展的方向，在"互联网＋医疗健康"领域，如何从服务患者直接延伸到医院整个流程，或者把互联网平台和医院信息系统对接起来，可能是很重要的发展方向。

第二个方向，和物联网结合。因为互联网更虚拟一点，随着基础设施建设的完善，和物联网的结合会成为可能。江苏无锡就已经开始做类似的尝试，《人民日报》也有报道。

第三个方向，人工智能。互联网一定会产生大数据，大数据会产生人工智能，这是现在很火的方向。

第四个方向，自我管理。整个医疗体系的信息化都是医疗为中心，以医院为主体、以医生为主体，而不是以健康为中心、以患者为主体。未来从医疗服务走向健康服务的过程当中，需要考虑患者个人的参与。只有患者个人参与，建立起真正属于个人的综合动态健康档案，任建安主任所说的"健康区块链"才会成为可能。今天是谁生病医保支付谁的钱，所以一定意义上生病才会有更多受益，未来应该是健康的人有更多的受益，应该给健康的人奖励，给健康的人发"健康币"，而不是给生病的人"奖励"。

从经济研究角度讲，还有几个政策是值得关注的：

第一，关注评估。今天我们做"互联网＋医疗健康"，一个非常重要的问题，就是线上的医疗和人工智能与线下的医疗和人工医疗相比，质量是否靠谱，疗效是否靠谱。这是首先要解决的。医疗不进行疗效评估是说不过去的。

那怎么来评估？我们现在能做的是把线上的医疗和线下的医疗进行比较。比如我们比较医生的问诊时间：在线上，医生一次问诊的平均时间是 7 分钟，这比线下更充分一点，也是一种质量的体现。比如我们把好大夫在线的数据评出来的全国医院互联网影响力指数，和复旦的排行榜进行比较，发现互联网影响力指数榜里 75% 左右的科室都在复旦榜或者提名里面。当然，用张泉灵的话说，互联网也给了我们"跨界打劫"的机会，你会发现没有进入复旦榜的有些医院，确实通过自己的努力在互联网影响力指数里冲进了前十。但是总体上还是比较匹配的，这样我们也会相信这个指数质量是可靠的。

第二，关注产权。"互联网＋医疗健康"、大数据产生以后，很重要的价值就是大数据分析人工智能。但是大数据分析人工智能首先面临的问题就是数据的产权问题。刚才说了很多互联网的连接价值，我认为，没有产权基础的连接有时候会变成盗窃。比如我们的信息轻易就被人卖掉了，这不是盗窃吗？所以，一定要界定医疗健康数据的产权。一个人的健康数据其实意义并不大，但是一群人的健康数据会很有价值，会成为人工智能的基础。同时，健康医疗数据不是我用了你就不能用，所以它的使用是非排他性的、价值是非线性的。

那么，医疗健康数据的产权到底该属于谁？一种观点认为该归属个人，因为这是个人隐私，但是如果都归属个人，大数据就无法发展了。有的医生说，这个数据应该归属医生，因为这个判断是医生做的，医生有知识贡献，应该有产权。医院说，这个数据是医院的，自古以来病案都是医院的财富，协和医院最宝贵的财富是它的病案库。也有观点说医疗健康大数据应该属于国家，因为涉及国家安全。

未来会是怎么样的结局？技术上，美国已经有科学家在研究，在互联网应用过程当中，将信息的数据集成和应用相分离，也就是说，平台抓不到数据。作为经济学研究人员，我们要考虑激励机制的问题。我们倡导信息数据的产权应该是共享的，所有对医疗健康数据有贡献的参与者共享。如果有一天，我们都可以用自己的健康数据挣钱，也是很美妙的一件事情：平台可以用，但是要付费，一分也可以，有很多平台用的时候，收几十块钱也不错。

第三，关注成本。互联网医疗发展起来了，大家确实更方便了，但是我们还要考虑整个社会的综合成本。

图 10-1 是一个简单的供求曲线图，供给曲线（S）和需求曲线（D）集合以后形成一个均衡点，互联网医疗发展以后供给会增加，供给增加以后会产生一个新的均衡点，这个均衡点导致价格（P）下降，服务量（Q）上升，这是美好的事情，这是互联网给我们带来的价值。但是有了互联网，更方便了，需求也会增加。需求增加以后，又会产生一个新的均衡点。进一步，人们的行为可能会发生改变。人们渐渐习惯在网上看病，特别是能够医保支付之后，以后会不会有事没事就看一看？行为变化以后又产生一个新的均衡点，整个社会成本会上升。我们都知道，任何一个国家都要合理控制医疗卫生总费用，互联网医疗来临以后会不会带来挑战，这是我们要考虑的。

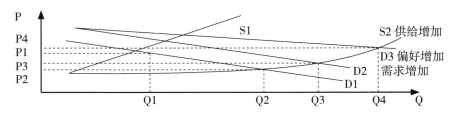

**图 10-1 "互联网 + 医疗健康"对社会总体医疗健康成本的影响**

第四，关注扶贫。为什么要关注扶贫？美国研究发现，互联网远程诊疗主要有三个功能：一是补充不足，对于那些缺医少药的地方更有效果；二是提高效果，可以帮助原有的医疗提高品质；三是降低成本，可以替代一些人工。在美国的应用当中，我们可以发现"互联网 + 医疗健康"更多用在低收入人群。在中国也同样，"互联网 + 医疗健康"对扶贫实际上是有作用的。

图 10-2 是我们用好大夫在线的数据，分析宁夏患者所接受的线上医生的服务量。服务宁夏患者的医生首先是北京的，其次是宁夏本地的，再次是宁夏周边的陕西的，最后是上海的。我们确实看到了东部地区的医生通过线上的方式为西部地区服务，这也是互联网的价值。

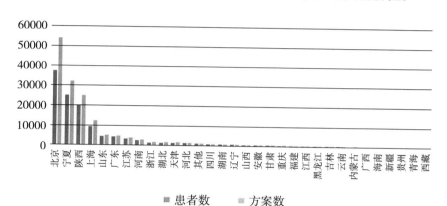

**图 10-2　好大夫在线宁夏患者线上问诊区域分布统计**

第五，关注平台。互联网经济的价值来源核心有两个：一是规模经济，二是范围经济。打个比方，规模经济就是把一个专科做得非常大，门诊量极大，分摊成本下降，规模产生效率；范围经济就是把一个专科医院变成综合医院，把相关服务都联合起来，看完内科看外科，看完外科看牙科，产生的价值就是范围经济。规模经济和范围经济的组合，形成网络经济。

我们前面说，平台会产生价值，对信息成本、支付成本、交付成本产生影响。但是对于互联网医疗，我们要思考一个问题，如雨后春笋般起来的医院建互联网平台的"医疗 + 互联网"模式会不会成为未来的发展方向？和第三方平台加载医疗的"互联网 + 医疗"模式比，哪个会成为未来的方向？

因为在电商历史上曾经出现过很多生产企业，比如说海尔、美的，都建过自己的电商平台，然而都没有做大，最后都是通过天猫、京东做的销售，而不是自己建的电商平台。我们要考虑"医院＋互联网"到底能做多大？这是从规模经济的角度考虑的。另外，医院资源的专用性到底能否支持客户全周期的需求，如何实现范围经济？病人或者老百姓不光需要医疗，还需要健康全周期的服务，一个医院提供不了时，怎么来做连接？这时就要考虑，到底应该是用"医院＋互联网"的方式，还是医院加载到第三方服务平台上？这两种模式到底哪个赢出？我没办法下结论，但这是值得我们思考的。我给大家的案例是，在电商领域里面，生产企业直接做平台几乎没有成功的。但是医院会不会成功，我不知道，大家需要关注这个问题。

总体上我的观点，医疗最早都是个体医疗，医生背一个药箱。后来有了现代医院，即所谓的机构医疗。未来应该是一个平台医疗的时代，所有的医生、所有的医院加载到平台上是更有效的方式。

最后想跟大家分享的是，今天我们的"互联网＋医疗健康"，已经走向在创新和规范之间进行平衡的阶段。为什么不光要创新，还要有规范？因为我们要敬畏生命，敬畏行业。医疗是一个非常特殊的行业，不能完全按照一般产品的领域去投资，野蛮生长。

互联网医疗发展到今天，模式创新、制度创新是之前创新的结果，未来的发展还是要靠创新。创新有一个标准，我非常喜欢斯坦福大学谢德荪教授的一本书——《重新定义创新》，他在这本书里说，创新的核心是什么？创新的核心是满足那些没有被满足的欲望，换句话说就是提供有用的服务。

中国面临一个很重要的机遇，用互联网来反超。有人说，互联网不是中国发明的，我们怎么靠这个反超？在《重新定义创新》这本书里面有一句话：火药、印刷术，成就的不是中国，而是西方的工业革命。那么会不会，互联网不是中国发明的，但是互联网成就的是中国的信息网络革命和健康革命。

# 互联网医院的春天可能来了！<sup>*</sup>

医疗行业作为强监管行业，所有生产要素的介入都需要核准制。而对于互联网医疗行业的人们来说，2017 年 5 月 9 日一份非公开的、由国家卫计委办公厅印发的征求意见稿给出的很多限制性规定，让不少人开始问自己，是不是之前的一些努力会前功尽弃？

这个疑问在今年得到了回答，2018 年 4 月 25 日，国务院常务会议通过《关于促进"互联网 + 医疗健康"发展的意见》(以下简称《意见》)，明确规定允许依托医疗机构发展互联网医院。

在 36 氪问及如何看待政策前后的改变时，陈秋霖教授说道，"我认为政策并没有变。过去不允许互联网首诊（即初诊），目前也不允许。互联网医疗的发展一直都缺规范，市场在摸索，医院、企业也都在摸索。去年的征求意见稿也是在寻求对互联网诊断行为的规范"。陈秋霖强调，自 2015 年开始，互联网医疗的监管和整个互联网经济进入规范监管阶段有关系。陈秋霖解读《意见》指出，我们国家对于互联网医疗的态度是明确允许的，并且是鼓励的。此《意见》的出台无疑给互联网医疗的发展装了加速器。官方明确了态度，明确了范围，也明确了责任，即互联网医院以实体医疗机构为依托设立，责任的主体还是医疗机构本身。

"互联网医院"的概念被人们熟知，具体的定义却仍然模棱两可。36 氪针对互联网医疗的发展阶段、互联网医院发展的规律性预测，以及未来类似好大夫在线这类平台型互联网医疗机构发展的可能性等与陈秋霖进行了一对一专访。

## （一）互联网医院的概念

**36 氪**："互联网医院"这个概念至今没有一个明晰的定义，您对此

---

<sup>*</sup> 《社科院社保主任陈秋霖：互联网医疗的未来是平台模式》，健康界，2018 年 6 月 13 日，https://www.cn-healthcare.com/article/20180613/content-504664.html。

有什么研究吗?

**陈秋霖:**定义的确是一个问题,既然叫"医院",就必须符合医院管理条例,但实际上,在缺乏医院规范的情况下,市场又率先用了"互联网医院"这个词。互联网医院到底是什么?据我了解,目前还在制定相关规范的过程中,今年4月末出台的《意见》明确要求要尽快出台相关注册条件,以及诊疗的行为规范。

**36氪:**从2017年5月出台征求意见稿到现在的《意见》,差不多一年时间。在这期间,媒体报道明显减少了,想了解下业内在这一年间有什么进展?

**陈秋霖:**我是这么理解的,对市场来说,2017年5月的文件的确会引起一些惊慌。但征求意见稿本就是征求意见,就好比2009年医改方案的推出,政府2007年就在征求意见了。目前在重大政策出台上,征求意见都是有社会反馈机制的。互联网医疗,涉及普通人、企业和医院的行为,肯定需要集思广益。就我所知,以好大夫在线为首的企业一直都在紧锣密鼓地筹备中,《意见》出台后,互联网企业就可以进一步明确和完善自己的战略了。

## (二)互联网医疗的发展阶段及规律预测

**36氪:**所以,在您看来,目前互联网医疗进展到哪一阶段了?

**陈秋霖:**互联网医疗发展阶段和整个互联网监管的进展是同步的。就我的研究观察,从2015年开始,网约车、电商、网贷事故增多,这时候监管就必须介入了。而2017年5月的征求意见稿就是政府介入的信号。互联网医疗发展比较慢,所以还在发展初期就进入了政府监管阶段。

互联网医疗的发展可以分为三个阶段。第一阶段:医疗信息化,如线上挂号、好医生推荐等。第二阶段:把散落在各个地方的医生闲置资源聚合起来,为用户提供咨询服务。目前几乎所有互联网医疗企业都处于第二阶段,这一阶段有一个核心的问题需要解决,即如何保证医生这类稀缺资源的长期供给？第三阶段：医疗服务的流程改造，也就是到底如何让普通老百姓享受更好的服务等等。这一阶段医院和互联网企业的合作就在所难免了。

**36 氪**：对于患者来说，怎么理解这个"流程改造"？

**陈秋霖**：最简单的例子就是，患者和家庭医生之间以互联网的方式对接；医院内部，结算方式的改变也是流程优化的一部分，这也包括了疑难杂症的远程诊疗。

**36 氪**：就远程诊断的互联网化来看，其实也并不新鲜吧？

**陈秋霖**：远程诊疗操作范围的限制也需要进一步明确，比如哪些病症可以诊疗，如何诊疗？不同领域有不同的效果。比如皮肤科就很好，精神类的也很有效。另外，一部分常见病、慢性病的在线复诊等，医生在掌握了病人基本病历资料的情况下，也可以在线为复诊患者开具处方。

**36 氪**：就您的观察来看，互联网医疗是否有发展规律可循？如果有，是怎样的？

**陈秋霖**：我对这个市场有一个判断，互联网医疗目前有三种模式。第一种模式：互联网企业只是医疗机构的技术服务商，比如广东省二院，未来发展还是在医院系统内部，比较局限。第二种模式：互联网企业自己开医院，比如企鹅医生。第三种模式：互联网企业有自己的体系，有大量的用户和医生资源，企业与之是协议关系，例如好大夫在线等。

就这三种模式来看：第一种，医院用互联网的方式是有效的，但还是局限在医疗机构（延展性不够）；第二种，重资产，除非企业在全国开满机构，否则还是不够规模化；第三种，也是我个人比较看好的模式，我称之为"平台模式"。

就像杭州大厦的 Medical Mall（医疗商城）。它的形式和大悦城一样，医生可以在那里开私人诊所，它借用的就是平台概念：原来都是一个个诊所，而诊所结合到了一起，就有了医院。医院就是诊所的平台。

**36 氪：**我想了解下，互联网医疗平台的盈利模式一直不清晰。我认为，做这块很大一部分的盈利点是在医药电商这一块，您认同吗？

**陈秋霖：**如果还是医药的话，那不又是以药养医了吗？我认为核心盈利点还是在于服务费。

### （三）互联网医疗平台模式的未来

**36 氪：**在您看来，互联网医疗平台到底怎么发挥价值？

**陈秋霖：**便捷的支付模式以及源源不断的医生供给。而目前阶段，这两方面都没有得到完全解决。首先，互联网诊疗没有纳入收费标准体系，先有医疗服务项目，再有医疗服务的定价。在立项前需要研究成本，这些都没有研究透，就谈不上支付。其次，从这次的《意见》表面看，医保的支付会在后期接入，但还是缺乏一些更具体的细则。

**36 氪：**2017 年"3·19"发布会之后，好大夫在线、丁香园等 20 多家企业集体入驻银川智慧互联网医院基地，直至今天，您也在银川的各地走访过，您对服务模式的感受如何？

**陈秋霖：**我主要去了宁夏的彭阳县，那里是贫困区域，医疗资源非常少。我当时的感受是，像好大夫在线这类互联网平台，把资源对接起来，上级医疗机构会诊后，再通过好大夫在线去找全国的医院，对于边远地区的帮助非常大。

**36 氪：**什么样的患者会去智慧医院呢？

**陈秋霖：**事实上一般的模式是医院根据病情和需求将病人转诊到智慧医院的。由于互联网医院不允许首诊，所以也不存在病患直接找上门的情况。

**36 氪：**您是否可以就互联网医院的未来做一个预测？

**陈秋霖：**从 2017 年 5 月到现在，互联网企业纠结的点在于，是做平台还是医院？目前用户需求行为的引导阶段还没到，医疗行业的特殊性，也很难通过大家习以为常的方式去引导，比如企业不可能穿着泳衣去卖药，药品促销也不合适，病患来智慧医院看病，企业也不可能免路费。所以行为的改变很困难。

但我认为，互联网医疗的平台模式是未来。个人医疗、机构医疗、平台医疗都是平台经济的一部分。平台医疗强调的是共享，面临的主要挑战是如何去源源不断地获取供给资源，也就是医生。

医院有自己的培训体系，可以培养医生，多点执业表面上也是可以的，但医院并不会太高兴，为什么用我的品牌上你的平台？对比国外的情况来看，医生是个体，让医生自己投资自己，而医院是平台，这就是平台模式。现在是医生上平台，未来甚至有可能是医院上平台。就像淘宝的模式，起初是个人，后来越来越多旗舰店入驻。

# 第十一章
## 新冠疫情和互联网医疗

### 转危为机——新冠疫情中的互联网医疗发展 *

在这次新冠疫情中，互联网医疗可以称为医疗第二战场，其很多表现值得关注，也值得大家对这个领域看好。对于线下医疗来说，虽然对口支援、紧急救援更艰巨、更危险，但毕竟是成型的制度安排，大家有所准备。而互联网医疗是第一次接受如此严峻的疫情考验，几乎没有准备，是被突如其来的疫情推了一把，直接就冲锋上阵，应该说表现不错。

目前来看，在疫情中提供互联网医疗的主体主要有三部分：第一部分是医院、社区机构，比如北医三院、浙江台州医院、北京方庄社区等通过自身原有的互联网医疗平台提供线上服务；第二部分是互联网医疗平台，包括好大夫在线、丁香园、微医、平安好医生等，都在疫情期间做了很多工作；第三部分是流量平台，腾讯、百度等在疫情期间，突破了原有的一些方式，也做了很多工作。

从提供的服务内容来讲，第一块是信息咨询，也是最多的。因为大家面对疫情都很紧张，所以需要去了解，这是首先需要提供的服务。此

---

* 本文是作者疫情期间在盘古智库举办的系列公益直播沙龙"抗疫转型，企业生存"第三期网络直播的部分内容。

次疫情中最早"火"起来的互联网医疗平台就是丁香园，因为丁香园最早和《人民日报》联合发布疫情数据，比较早启动疫情数据分析，也广受关注。第二块是义诊服务，据银川互联网＋医疗健康协会统计，每天都有几十万义诊服务量，仅好大夫在线一家就六万、七万、八万地涨。微医更是在疫情早期就提供了几十万的义诊服务。第三块是付费诊疗。线下医疗的不足及去医院就诊的不便，导致线上诊疗服务快速上升，从各个平台公布的数据来看，增长量是出乎意料的。第四块是病人管理，这部分服务推动了互联网医疗纵深发展。疫情期间，一些原有的患者，特别是肾透析、癌症等需要定时治疗的患者看病比平时困难了，这就需要很好地管理，一些医院的 App 也做了一些工作。另外大量的慢性病人需要和医生沟通交流，一些平台也提供了相应的服务，让医生可以通过线上平台有效管理病人。

总体来说，这次疫情中，线上医疗的表现有三个特点是比较明显的：

第一，此次疫情对互联网医疗的用户进行了一次教育，包括病人用户与医生用户。更多的患者体验了互联网医疗，更多的医生通过网上义诊上线互联网医疗。

第二，在这次疫情中，互联网医疗实现了政企、企企和企社三方面的合作。比如，一些平台和政府迅速开展了相应的合作，区域性推进工作；企业和企业之间通过提供流量接口对接义诊服务实现了合作，比如好大夫在线给很多企业提供了义诊接口；企社合作是一些平台企业和公益组织合作，比如水滴筹和捐赠方合作等。

第三，在这次疫情中，互联网医疗实现了从自发行动到政策推动。起初是医疗机构和平台企业的自发行动，随着线上诊疗服务助力抗疫效果显现，国家卫生健康委很快出台了推动和完善政策，医保部门也出台了相应的支付政策。

但是，这次考验也暴露出互联网医疗的一些问题。

第一，大量医院并没有做好准备，只有少数的医院表现不错。大部分互联网平台都是在加班加点地做这些事情。

第二，公众对互联网医疗的了解和认知还不广泛。疫情期间有的老年人需要治疗又不想去医院，也怕找不到医生，但是并不知道寻求互联网医疗帮助。所以从普及角度来讲，做得还不够。

第三，医生的动力。义诊主要靠医生义务去做，但不能总是让医生义务服务，在疫情中，如果激励医生去做好这些事，需要有机制保障。

互联网医疗的三个核心问题，在这次疫情中也都遇到了。

第一，首诊。根据目前的规定，互联网医疗是不允许首诊的，即医生不能对首次找其看病的患者进行诊疗。在此次疫情中，确实有一些首诊病人需要的不只是咨询，而是诊疗。

第二，处方药。原则上首诊是不可以开处方的，因此疫情中首次通过线上求助的病人需要处方药就无法解决。从疫区角度来讲，根据向好大夫在线的了解，主要是药品配送跟不上，武汉封城后，药店药品的配送也受到影响。

第三，支付。在此次疫情中，有大量的患者只能通过互联网医疗去接受服务，但互联网医疗是医保不支付的，这就增加了一些患者的医疗负担。上海、江苏等地医保部门已经在疫情中开始了医保支付互联网医疗的工作。

这次互联网医疗的表现，也是对中国"互联网＋医疗健康"领域七个模块进行的一次系统检验。

第一，"互联网＋"公共卫生。疫情检验了大数据在公共卫生危机应对中的应用。总体上，从政府的角度来讲是使用不够的，一些研究机构、企业和媒体做了比较好的尝试。未来可以系统化、制度化，让大数据在疫情防控中发挥更大作用，比如分析人群流动性对疫情防控的影响等。

第二，"互联网＋"医疗服务。疫情中，线上医疗服务起到了非常重要的作用：其一，缓解了线下医疗的压力，让更多资源去支援疫区、治疗感染病人；其二，减少病人去医院的次数就减少了交叉感染，这对于传染病，特别是呼吸道传染病等的防控非常重要；其三，为一些得不到有效医疗管理的人提供了帮助。

第三,"互联网+"家庭医生签约。此次疫情对家庭医生签约也是个很大的挑战,如果家庭医生签约做得很扎实的话,各地的社区防控会相对更容易一些。但是如何把家庭医生签约和社区防控结合起来,可能是个很大的问题。所以这次深改委要求医保基金和公共卫生资金在基层统筹使用,其实就是解决防治整合的问题。

第四,"互联网+"医保。"互联网+"医保在此次疫情中没有特别明显的体现,但是可能会有一个触动,很多人经历疫情以后,会有一些心理和行为变化,比如愿意去买一些保险等。

第五,"互联网+"药品。这次疫情对于整个线上药品的销售是一个新的推动。

第六,"互联网+"科普教育。互联网医疗对此起了很大的作用,如果没有互联网科普的话,大家面对疫情可能会更紧张。通过各种微信公众号、官方科普、平台医生咨询等方式,让每个人都能获取疫情有关信息,成为传染病"专家",是有利于防控的。

第七,人工智能和大数据应用。很多人呼吁,为了减少医护人员感染,让人工智能承担一些工作,比如测量体温等,包括盘古智库理事长易鹏。人工智能确实在此次疫情中有所应用,比如杭州用人工智能给隔离病人送饭,但基本上还是做一些辅助性的工作。此次疫情导致医护人员感染较多,我认为主要原因是前期公布人际传播的消息过晚,很多医护人员没有做防护,以及抗"疫"前期,物资不足,大量医生没有备齐防护用具。其实真正传染科的医生是不容易感染的,但不是传染科的医生,由于不了解,导致"中招",反而会多。将来的重症医疗还是要靠人,当然人工智能肯定是会有一些帮助的。

最后,我们来说一说此次疫情对整个市场的影响。

第一,对人的影响。中欧国际工商学院许定波教授说,这次疫情是我们国家自20世纪60年代困难时期以来最大的一次全国性灾难。对老百姓的影响是非常大的。很多研究也表明灾难对人的心理是有长期影响的，比如埃博拉导致疫区很多人有心理疾病，比如灾害后应激反应等。我想这一次的影响比 2003 年非典影响要大，会导致安全和健康需求的增加，比如保险；也会使对医疗服务的需求增加，比如线上医疗。所以说，此次疫情会使老百姓的需求有一个明显的变化。

第二，对医院的影响。一是医院会越来越重视线上服务，不仅是问诊，还有患者管理等，可以形成长期的联动机制。从政府治理角度来讲，这是公共卫生危机中一个非常好的治理手段。二是大家在这一次疫情中无可避免讨论到民营和公立的问题。

坦率地说，在惯常的机制启动时，最先找的不是民营医院，肯定是公立医院，比如武汉最早收治感染者的都是公立医院，后来收治不下，才开始征用民营医院。所以不能说民营医院没参加，但可能确实有些民营医院并不是很愿意参加。国际上也有研究表明，私立医院在一些公共卫生危机中不够积极，因为担心接收传染病等病人后，会影响以后的业务，毕竟他们是在市场上生存。公立医院确实也是做了最大的牺牲和贡献的，我相信未来政府在公立医院的定位上还是会有所调整的。

前阶段主要是以限制公立医院发展为主要导向，但之后相信会有一些新的思考，正如非典之后一样。但民营医院并不是没有机会，比如泰康这次表现就很好，我认为可能会成为未来民营医院的领袖。民营医院长期以来被莆田系打上烙印，大家都不太愿意接触，说民营医院就是莆田系，从而影响了民营医院的发展。对于医疗，人们特别关注口碑，有口碑才能信任，才能生命相托。所以民营医院需要抓住机会，做好口碑，获得信任，这个行动对他们来说是非常好的。所以其实大型的民营医院，特别是非营利性的民营医院是可以发挥作用的，相信未来民营医院的格局也会有一个比较大的变化。

第三，对平台的影响。这次疫情对各个平台都产生了很大的一个激励，有更多的投资人愿意相信互联网医疗。但同时很多短板也表现了出来，比如如何实现供应链上的整合、如何和保险有效地结合起来、如何和药品供应连接起来等，形成一个真正的服务链条，这个可能是未来一个发展方向。

第四，对政府的影响。政府在医药医疗领域，特别是在卫生治理上，会更多地运用互联网大数据，相信政府也看到了这次不同机构提供的各种数据研究，相信他们也是很喜欢的，今后也会应用起来。同时，通过疫情的检验，相信政府部门也会更有力推动互联网医疗规范发展。

## 互联网服务价值和医疗健康服务需求 *

虽然病毒可以阻挡空间上的交流，但是不能阻挡我们在线上继续进行一些精神思想上的交流，此次研讨会主要由老龄社会相关领域专家学者，站在社会发展和社会转型高度，从趋势、特征、文化变迁和公共政策等维度，结合数据和案例与大家分享互动、共享知识，与老龄社会携手共进、健康发展。

### （一）如何理解转"危"为"机"

在疫情中谈"机遇"，是我们不希望的，因为疫情是一个无情的灾难，我们不希望出现这样的事情。但是遇上了就得面对。过去所有的损失都已经是沉没成本，日子还要过下去，所以要考虑如何找一些机会、希望。

危机发生后，首先体现了"危"，比如暴露了原有体系的缺陷，包括应急体制的缺陷、公共卫生服务不足、物资供应准备不充分等问题。但更充分地暴露相应的问题，也会倒过来推动完善原有体系，这就是"机"，主要体现在两个方面，一个是政策改革方面，另一个是市场创新方面。

历史就是这么螺旋式地前进的。现在很多评论都是批评，认为很多

---

\* 本文是作者在 2020 年 2 月 20 日由盘古智库老龄社会研究中心与老龄社会 30 人论坛联合举办的老龄社会 30 人论坛第 16 期专题研讨会（线上直播）上演讲的文字实录整理的。

方面做得不到位。确实很多方面做得并不好。不过这是一次灾难，面对一个灾难、一个突然的公共卫生危机，不能拿平时的要求，或者假设具备平时的那些条件去衡量当前的一些做法，那样相比之下肯定做得很不到位。但现实是，这不是平时，这是战时。抗击病毒是一场无形的战争，在这种情况下，有很多特殊的情况、特殊的困难，导致整个过程不像平时那样从容，有些也是可以理解的。

疫情来临对体系缺陷再次进行了预警，这也是未来要改革的。每次公共卫生危机都是对原有体系的一次考验，会发现很多问题，也会进一步地改进。

第一个例子是上海在20世纪80年代发生的肝炎疫情。疫情练就了上海一套比较完善和成熟的公共卫生防控体系，包括社区防控体系。所以在2003年非典期间，上海做得就比较好。

第二个例子是2003年的非典。2003年非典发生的时候，正好也是医疗卫生体系比较薄弱的时候，几乎所有的农民都没有医疗保障，大部分城市居民也没有医疗保障，医患关系也很紧张。但是非典疫情推动了医疗卫生体系的改革和发展。非典推动了新农合（新型农村合作医疗）的实施，之后中国又建立了城镇居民基本医疗保险等，基本实现人人都有一个基本医疗保障。当时就提出了现在仍然面临的问题，即如何实现传染病免费救治。非典也推动了公共卫生体系的发展。虽然这次疫情又暴露了公共卫生体系很多需要改进的地方，但是有一点比过去有了很大的进步，即在病毒的科研投入和研究上。如非典时，中国内地并不知道是什么病毒，最后是香港地区和国外研究出来的，但这次疫情，中国科学家很快就锁定了新型冠状病毒。

第三个例子是2013年的H7N9人感染禽流感。当时疫情防控我们还在讨论是不是应该关停活禽市场或者会不会对经济带来影响等问题。此次疫情应对中不再讨论这些问题了，至少中央定调就是生命第一，人民健康第一，所以疫情暴发时抓紧进行防控，付出了极大的代价来抗击疫情。

所以每一次疫情都是对体系的一次预警，未来也会进行一次完善。同时，疫情也会带来一些新的消费和新的需求，这是今天要具体讨论的。

## （二）新冠疫情的特点：互联网

与非典和禽流感相比，此次疫情的一个特征是互联网在疫情防控中的参与和应用。

### 1. 互联网的主要体现

第一，信息。此次疫情相关的大量的信息都是在网上获得的，当然网络上也有传播一些不准确的信息，但总体是好的。疫情具有很大的不确定性，特别需要信息的及时和透明。这样，即使大家感到一些恐慌，至少会做好防护，而个人防护是控制疫情极其关键的一项工程，这个社会动员在过去要花很大力气去做。

第二，物资供应。一方面是通过电商可以在网络买到一些防护用品。这次疫情中，防护物资紧缺严重，特别是口罩，很多人都是通过网购或者网络联系。另一方面是保障生活供应。虽然被隔离了或者要少出门，但是大家还得生活，否则可以想象压力之大。

第三，社交功能和心理解压。社区防控对疫情的控制是非常重要的。传统社区都是在线下通过居委会做相应的防控。但传统社区已经被打破，现在的社区在网上，通过互联网的方式为防控做出了巨大的贡献。一是网络管理，通过互联网管理、发现人群；二是网络社交，通过互联网与长时间居家隔离人员进行交流，帮助他们顺利度过这个过程。

疫情前期互联网主要用来交流、发泄、娱乐，但现在互联网更多是学习、工作。在疫情应对当中，随着整个互联网应用向学习、工作延伸，互联网发挥的放松解压作用相对减轻，这是需要引起重视的变化。

第四，疫情过程中表现比较突出的就是今天的主题，即互联网医疗。在疫情当中，医疗是最紧缺的，不仅武汉、湖北紧缺，非疫区也比较短缺，医疗机构的正常运营被打破了，导致供求失衡等很大的问题。而互联网医疗，为防疫做了很大的贡献。此次互联网医疗也融入农村，即使在很偏远地区的农村，比如在呼伦贝尔下辖旗市的农村，我们也能看到一个叫智慧网的互联网创业企业在疫情期间为农民提供服务，不仅有生活生产服务，还通过对接好大夫在线的资源，为农民提供线上义诊。

2. 互联网带来的变化

第一，互联网价值更加充分地体现。在隔离这一疫情防控要求下，每个人无论是主动的还是被动的，都限制了自己的出行。疫情为线上服务提供了一个特殊的体验场景，互联网线上服务的价值就更充分地展现出来。

第二，互联网服务的需求再次升级。互联网发展要求提高体验感，其特征是"不用不知道，一用忘不掉"，使人们形成一种行为习惯。互联网在疫情中发挥了明显的作用，极大地扩张了互联网应用，在"被迫"体验的过程中，人们对互联网服务的需求也将进一步增加。

## （三）疫情对互联网的具体影响

1. 需求侧：疫情对线上行为的改变

第一，从需求方角度来讲，被迫的体验使人们得到了新的认识。突袭的一场传染病疫情突然增加了对线上服务的体验。启动一级响应以后，所有人都进行了主动或被动的隔离，不管以前是否习惯于线上服务，都增加了线上购物、娱乐、社交、医疗服务、办公、学习等的频次和强度。虽然是"被迫"的体验，但也会对互联网产生新的认知。

第二，新的认识会产生新的需求。新的认知会产生新的行为，养成新的习惯，进一步形成新的需求。斯坦福大学教授谢德荪在他的《重新定义创新》一书中指出，创新就是满足那些没有被满足的欲望。当我们在疫情当中被迫体验一些服务以后，对互联网应用会产生新的认知、需求、欲望，会给创新带来新的机会。

2. 供给侧：疫情对商业逻辑的影响

第一，从传统经济角度来讲，疫情结束以后会产生消费行为的改变。有研究发现，灾难、疫情以后，消费会报复性地增长，非典后，确实也产生了一些领域消费的报复性增长。目前一些经济预测也认为在消费领域，疫情结束以后会有明显的报复性增长。

第二，在互联网经济中，疫情也是一次"恐吓"营销。此次疫情把大家吓了一跳，原来健康如此重要，原来个人讲卫生如此重要。在互联网经济发展中，"恐吓"式的营销是惯常使用的策略和手段。疫情虽然不是我们所期望的，但客观上起到了对健康消费的"恐吓"营销作用，对消费者行为和心理产生了很大影响。

### 3. 互联网发展的关键是用户教育

疫情提供了一次特殊的用户教育，而用户教育是互联网发展的关键。互联网经济发展过程当中最关键的是如何获得流量、如何获得用户，也就是所谓的"得粉丝者得天下"的商业逻辑，用时髦一点的话就是获得"顾客心智"。疾病是最好的个人健康教育。很多人只有在生病后才真的愿意戒烟戒酒。而疫情是最好的全民健康教育。一般疾病发生在个人身上，而传染病疫情却是每个人都身在其中，都有被感染的风险。所以每个人在行为上都要有一些改变。公共场所、工作场所、居家都要做好卫生工作，和别人沟通交流时也要注意卫生保护。

### 4. 未来领域中，疫情对用户教育的三个重要方面

第一，线上消费升级。疫情之下，隔离就是爱国，居家就是助力抗疫。隔离变成一次线上消费体验教育。2003 年的非典，催生了淘宝、京东等重要的电商平台，推动中国电商发展进入了快车道。互联网的核心价值是降低交易成本，这次疫情蔓延范围比非典更大，互联网发展的基础也更大，更为广泛的用户教育将推动线上消费的发展。互联网应用也从信息服务、产品服务向更深层次的服务延伸，从消费领域向生产领域延伸。

第二，快递物流消费升级。网站可以停，但是物流不能停。疫情当中，京东、顺丰等有物流的企业的优势得到了明显的体现。无论是电商时代、互联网时代还是线下消费时代，物流都是要解决的关键问题。

第三，破除孤独的消费升级。以前破除孤独的消费主要是娱乐、游戏等，但隔离当中，更多人用更多时间体验了孤独，产生了很多新的需求，未来社交领域会更加深入。

## （四）疫情中的互联网医疗

### 1. 互联网医疗需求的突增

突如其来的疫情对医疗的需求增加了。总体上互联网医疗在抗疫过程中表现是比较优秀的。一是互联网医疗平台和医疗机构出于公益心和社会责任，都想尽一份力，过年期间加班加点推动工作；二是需求确实增加了，医疗机构的服务发生了变化，一些患者看不到医生，一些患者不敢去医院看病，医生对原来的一些老病人也管理不过来了。

### 2. 互联网医疗产品的使用

突然的改革和需求的增加，推动互联网医疗在多个领域被应用，发展很快。

第一，信息和科普。比如丁香园最早和《人民日报》合作，推出疫情大数据分析。同时，互联网平台提供了大量的科普知识，使大家在十分紧张的时候，可以得到非常规范、可靠的疫情信息。特别是平台提供了关于新冠病毒感染的一些专业知识，帮助公众做好防护和避免恐慌。

第二，医疗服务。几乎所有的互联网医疗平台都为湖北提供了在线义诊服务。在非疫区，很多平台也提供了义诊，原有的付费互联网诊疗服务也明显增加。

第三，病人管理。医疗机构主要是提供对原有病人的管理，特别是对肾透析、癌症、慢性病等需要定期治疗和配药的患者的管理。好大夫在线等平台也开通了医生管理老患者的一些服务。

第四，人力替代。浙江省杭州市使用机器人为隔离病人送饭。有些医院对传染性比较强的地方直接使用医疗机器人或者让机器人送药，产生了一支不怕感染、也不会感染的医护人员队伍。

第五，药品服务。疫情期间，医疗机构和药店的正常运营受到极大影响，不仅执行封控干预措施区域的居民购药受到影响，其他居民也因为担心医疗机构和药店可能风险更高，出于谨慎而减少直接前往，因此，网上购药成了很大的替代。当然，治疗同新冠病毒感染后症状相似的疾病的药品，因为防疫需要，后期就禁止药店出售了，包括线上和线下。

3. 互联网医疗主体的作用

第一，医院。有些医院已经有相应的互联网服务平台，比如浙江台州市医院。在武汉封城期间，台州市医院互联网医疗平台通过当地商会等，为在武汉的台州人提供医疗服务。

第二，社区。社区通过家庭医生签约，提供给社区居民健康管理相应知识和服务，比如北京方庄社区。方庄社区的主任也作为国家社区防控专家组组长支援武汉，为当地的社区防疫提供了很好的对应服务。

第三，互联网平台。单个医院、社区只能服务局部百姓，而互联网平台能够更广泛地服务群众，包括疫区和非疫区的老百姓。

第四，流量平台。腾讯、百度等带有流量的企业，推动了互联网医疗义诊的服务，使更多的百姓知道了这一信息。

4. 互联网医疗价值的体现

互联网医疗有三大价值在此次疫情中得到了非常明显的体现。

第一，惠民。无论是疫区的还是非疫区的老百姓，特别是老年人、慢性病患者等不方便去医院就医的，都通过互联网方式线上就医，弥补了线下医疗不足。

第二，赋能。农村最缺医疗，但此次疫情中，广大农村地区通过互联网方式获得了义诊服务。机器人的应用减少了医护人员的感染，提高了医疗服务的能力，而且体现了医疗人工智能的应用。

第三，治理。在治理问题上，之前通过大数据分析武汉输入性病例主要去了哪些地方。现在用大数据来监测复工复产以后，人员流动对疫情的影响。但总体说来在治理层面上全国各地发展不平衡，这和以前的基础有关系。

而且疫情当中，互联网医疗体现了其特殊的作用，即减少了让患者直接去医院的情况，对疫情控制作出了重要贡献。

5. 互联网医疗存在的问题

首先，用户知晓率不高。疫情出现后，一些人，特别是老年人，在患病或者特别需要咨询医生时，找不到医生或者不知道互联网医疗的服务。

其次，发展不平衡。台州市医院已在互联网医院平台应用四年，好大夫在线、丁香园等互联网医疗平台发展了十几年。平台在线上拥有的大量医生资源都是不可紧急调度的，而是积累的。农村医疗服务也是做了好几年以后才能提供相应服务。

此外，还有三个问题。第一个是互联网首诊。按照现有规则，互联网不可以首诊，未来可以探讨应急处理方法。第二个是处方药。互联网上开处方药有严格规定，也涉及首诊，互联网首诊不能开处方药。第三个是支付。以前大家把互联网医疗做成补充，自费就可以。此次疫情中，线上医疗增加了老百姓的负担。江苏省医保局公布了互联网医疗可以支付一部分，所以，疫情一定程度上推动了医疗改革。

6. 互联网医疗的应用与参与

第一，用户的教育。不仅教育了患者和公众，也教育了医生。以前有些医生认为线上服务不太靠谱，也不习惯，导致有些国家互联网医疗服务推动慢。

第二，跨界跨领域合作。政府和互联网企业、市场进行了很好的合作；企业和企业、平台和平台也进行了合作，目的是让更多人能够获益。互联网医疗企业和公益组织的合作，推动了整个服务覆盖到更多人群。

第三，从自发到政策推动。疫情当中，互联网医疗都是医院自主、平台自主。但是很快国家卫生健康委就出台了政策，包括如何推动规范完善相应服务等方面，所以互联网医疗在疫情中是全方位、多元的参与。

## （五）疫情对健康业的影响

### 1. 健康事业

第一，健康事业会进一步推动医疗改革。每次疫情都会使医疗改革进一步深化。比如，中央深改委已经开会讨论深化改革公共卫生体系和应急管理体系，在此两方面提出了十几项任务，五大体系建设。

第二，未来公立医院定位会有所调整。这次是新中国成立70多年来首次大规模调动医务人员支援。公立医院作为一个基础，就像军队一样，军队保障国防安全，公立医院保证人民健康安全。

第三，药品研发。在短期内研发出特效药是做不到的。能不能在老药里发现新药要看老药储备。从国际上看，由于是偶发性的传染病，冠状病毒药物的研究投入相对是比较低的，不是医药企业的重要关注点。从公共安全和全民健康角度讲，国家会加大研发投资。

第四，保险体系的完善。2020年1月21日，紧急启动了新冠肺炎纳入医保报销目录。中央、地方政府明确表态政府兜底，但是未来应该形成制度化的完善。传染病不能因为费用问题不治，一个人不治影响所有人。另外，疫情会影响大家对健康的认知，保险也需要完善。

第五，分级诊疗。中国医改成功的关键是实现分级诊疗体系。1997年以来大家形成了直接去大医院、好医院的习惯。但由于医院感染的高风险，分级诊疗是比较好的，比如先进行社区咨询等。

第六，政府卫生治理。整个社会的卫生治理体系中，尤其是地方政府和官员，对卫生的认知、支持和重视程度都是不足的，需要提高和推动。

### 2. 智慧城市

疾病的流行和爆发是城市面临的重大风险之一，具有不确定性高、破坏性大、资源消耗多等特点，尤其是传染病的流行，不仅会直接威胁城市居民健康，也会对城市系统维持正常运转造成干扰或冲击。因此，建设能够应对复杂突发情况，尤其是重大突发公共卫生危机的具有韧性的智慧城市，是题中应有之义。

智慧城市，不仅是字面意义上需要依托计算机和通信技术的变革来进行智能设备终端的广泛应用，更需要公共部门的数字治理能力建设、健康影响因素的动态监测评估和区域内医疗资源的优化配置。

第一，在基础设施方面，产生对物联网、大数据采集及各级信息云平台建设的明显需求。从城市、社区、个人各个层面汇总分析各类流动、健康信息，为疫情防控各阶段的策略调整提供参考。

第二，在应急调度方面，需要通过智慧城市的数据整合和管理模式进行宏观调控。将个人和家庭的需求与应急状态下的城市公共服务供给相匹配，凭借政府治理能力统筹安排人力及物资配置。

第三，在远程诊疗方面，基于社区的筛查和给予互联网的远程诊疗服务愈发受到重视。运用远程医疗和远程问诊等数字技术服务将大大缓解疫情期间的医院接诊压力，并降低传播风险，结合社区层面的筛查，是实现医防融合的重要卫生治理手段。

3. 健康产业

短期内，互联网医疗对健康产业起了比较大的推动作用。各个平台公布的数据显示，疫情以来各个平台提供的用户服务明显大幅度增长。未来短期内，供给需求政策上会有明显的变化。

第一，供给角度上，会有更多的医院、卫生社区和服务中心重视互联网医疗的发展。中国互联网医疗发展的重要节点是 2018 年，国家发布的各类文件推动了互联网医疗发展，使得一部分公立医院开始重视互联网医疗。疫情以后，中国所有的医院、社区都会更加重视并全面推动互联网医疗发展。

第二，需求角度上，会有大规模用户的扩张。以前的互联网医疗用户集中在城市，多为年轻人，或者教育知识水平较高的人。未来，农村会更加重视对互联网医疗的引入，老年人也会开始使用互联网医疗。

第三，疫情之后的心理健康需要引起注意。这次疫情影响范围之广，时间之长，导致疫区的广大群众、医务人员、防控干部，以及居家隔离的所有人都需要心理健康干预和疏导服务，需要以推动互联网医疗的方式来推动心理卫生服务体系。

第四，短期内，互联网医疗会发生政策上的变化。会鼓励和推动互联网医疗发展，包括公共卫生、医疗、家庭医生签约、医保、医药、科普教育、人工智能应用七个方面。疫情以后，工作压力变大，会推动民生消费，促进经济发展。

疫情会推动长期的线上线下消费，其中有三个领域是值得关注的。

第一个是健康保险领域。虽然新冠肺炎是免费救治的，但会促使大家重视健康风险。疾病来临以后，每个人都是脆弱的。中国商业保险之所以发展慢，是因为以前商业保险不能有长期险，年轻人认为风险低、看病少，所以买保险不值得。2019 年，商业保险法允许健康险做长期险之后，很多年轻人开始考虑买保险。尽管目前商业保险的理赔不是特别方便，但随着用户的增加，行业会朝着更加正规的方向发展。

第二个是公共卫生领域。接下来大家会更加重视个人居家卫生，特别是卫生防护产品领域。未来带有创意的个人防护类和居家防护类产品将会不断产生。

第三个是老年健康领域。老年人最大的消费需求就是健康消费需求。人一生的健康需求曲线是年轻时比较低，随着年龄增长逐渐增高，到老年时最高。医疗消费是一个经济负担，因此行业更多发展应该瞄准促进健康、减少医疗支出消费，用促进健康的投资去推动健康领域的投资。比如，老年人摔伤容易导致瘫痪、失能等，而如何防止摔倒就涉及电梯、扶手、家庭浴室等的适老化改造，由此促进老年人健康。促进健康以减少医疗支出，整个产业发展才是更正确的。所以发展健康产业并不是直接发展医疗产业，而是发展促进健康的产业，整个产业发展要从以医疗为中心转向以健康为中心。

以前在养老健康领域，养老服务市场的发展不温不火，重要原因是把养老消费盯在了老年人付费上，没有找准付费方。我认为养老服务最焦虑的是年轻人，如果能够提供更好的养老服务，让年轻人付费，行业发展就会进入良性循环。

这次疫情最大的影响是推动治理现代化。疫情是对国家治理体系和治理能力的一次大考。在进一步推动治理体系、治理能力现代化的过程中，要更加重视医疗卫生的作用。医疗卫生不仅是民生，也是重要的经济。医疗健康的重要经济作用不仅是医疗卫生的投资和医院建设，更多是医疗卫生预防。一个流行病毒使整个国家几乎停止发展一个多月了。所以公共卫生对经济的促进作用不是直接体现在投资上的，而是体现在减少疾病风险和公共卫生危机，以增加对经济的安全保障。

最后，疫情灾难来临是谁也不想要的，但是损失已经是沉没成本了，所以只能接受现实。最关键的就是如何转"危"为"机"，进一步完善政策体系，做市场创新开拓。无论是政府还是企业，在此次疫情中的表现都证明了，机会是留给有准备的人的。希望大家在疫情期间保持身心健康，在修整一段时间以后，以更好的状态迎接复工复产，把过去的损失通过新形式弥补回来。

## 线上诊疗成常态，医生拥抱互联网医疗还需迈过哪些门槛？*

国家卫生健康委在上个月召开例行新闻发布会，介绍了全民健康信息化应用发展的典型案例，并对"互联网＋医疗健康"作了特别说明。会上，国家卫生健康委规划司司长毛群安表示："会进一步发挥'互联网＋'优势，支撑常态化疫情防控。"同时，将通过"互联网＋医疗健康""深化便民惠民服务，提高老百姓看病就医的满意度"。

在疫情防控常态化的今天，线上诊疗服务也逐步常态化。而作为互联网医疗供给侧核心资源的医生，其参与程度将最终影响服务质量。是

---

\* 本文为动脉网记者钟庆宏对作者的专访。收入本书时有改动。详见动脉网，2020 年 10 月 21 日，https://www.vbdata.cn/48604。

什么因素促成着医生线上化？要让医生全面拥抱互联网医疗又需要克服哪些阻碍呢？

### （一）多方合力加速医生上线

中国社科院人口与劳动经济研究所健康经济研究室主任陈秋霖认为，促成医生线上化的因素是多方面的。

疫情期间，为防止线下就医导致交叉感染，大量医院关闭了线下门诊。但线下患者，包括长期服药的慢性病患者需要医疗服务，"一些原本没有互联网业务的公立医院通过自建互联网医院、入驻第三方互联网医疗平台等方式推出了网上诊疗业务"。同时，"第三方互联网医疗平台在疫情期间开展义诊服务，也吸引着医生们上线"。此外，"一些互联网平台意识到疫情发展带来的机遇，从非直接医疗服务拓展到在线问诊等医疗核心业务，实施的激励措施也促成着医生线上化"。

从相关数据来看，截至 2020 年 6 月 30 日，动脉网整理资料发现当前建有约 577 家互联网医院。其中，2020 年上半年新增互联网医院 215 家。这一数量基本上接近 2019 年全年新增互联网医院的总量——223 家。疫情加速互联网医院建设的同时，也加速推动了医生的线上化。

更为直接的数据可能来自第三方互联网医疗企业。平安好医生 2019 年年报数据表明，2019 年末，其自有医疗团队人数为 1409 人，较 2018 年末增加 213 人。2020 年上半年，其自有医疗团队人数达到 1836 人，较 2019 年底增加了 427 人。仅仅是上半年，其自有医疗团队增长人数便达到了 2019 年全年增长人数的两倍。

2020 年上半年，平安好医生在疫情期间签约合作的外部医生专家（三级甲等医院副主任医师及以上职称）达到 5978 名。2019 年底，其签约合作的外部医生专家为 5381 名。短短半年，其签约外部专家医生增长了 397 人。与此同时，其他互联网医疗平台如好大夫在线、微医等也在疫情期间迎来了线上化医生数量的增长。

"疫情加速了医生上线，但是上线可能存在偶发性。疫情期间医生临时上线的行为，是否会逐渐转变为长期上线的行为仍有待观察。部分医生可能在疫情得到控制后便不再上线"，陈秋霖在接受动脉网采访时说，"但是由于更多的医生体验到了线上提供服务的方式，加上公立医院方面因政策推动着开展线上服务，促成医生意识到了互联网医疗的价值与作用，最终有更多医生选择上线持续提供医疗服务"。

## （二）互联网医疗如何成就医生价值

疫情对医生上线并持续提供线上服务起到了催化作用。部分医院，尤其是专科医院试图通过互联网医疗的方式获取更多的患者群体，也促成着医生的上线。但医生最终积极拥抱互联网医疗并参与其中，是因为互联网医疗能够满足医生多元化的需求。

### 1. 为医生提供阳光收入

随着药品集采、药品零加成等一系列政策的推出，"以药养医"模式已经瓦解。但是如何让医生获得合理的投入与回报是需要长期思考的问题。2017 年 1 月，《"十三五"全国卫生计生人才发展规划》指出，在国家法律法规和政策允许范围内，医务人员可通过兼职兼薪获取报酬，同时也鼓励和支持医学科技人员在创新实践中成就事业并享有相应的社会地位和经济待遇。

互联网医疗平台的作用之一，是帮助医生有尊严地凭靠自己的专业本领获取阳光收入。这突出表现在互联网医疗企业中。

平安好医生、京东健康等平台，都有自建的医疗团队成员。京东健康 8 月份时宣称其全职全科医生达 300 余人，平安好医生上半年则达到 1836 人。这些医生往往来自国内知名三甲医院，选择成为互联网医疗平台全职医生，部分原因是互联网医疗平台能够提供更为可观的收入。此外，互联网医疗企业吸纳的外部专科医生在互联网医疗平台的多点执业，也为公立医院等体系内医生带来了更多的经济回报。

但能够获取收入仅仅是医生参与到互联网医疗的基础前提，而并非主要原因。

2. 树立医生个人品牌

医院层级鲜明的体系使名医专家相对普通医生能够获得更多的患者流量。普通医生想要树立自己的口碑，变得十分困难。与此同时，无论是普通医生还是名医大咖，都要面临一个终极问题：当自己离开目前的医院入职其他医院时，会发现以往接触的患者忠于医院而非自己。患者通常是前往知名医院向知名医生问诊，而非相反。

通过互联网医院提供线上医疗服务，医生可以在用户间形成口碑圈，并逐步提升其个人品牌。当他离开现任医院入职其他医院时，甚至是退休之后，仍可继续与病患保持较有黏性的互动。对于年轻医生来说，互联网医疗则帮助其打破了传统医院等级森严的体系。年轻医生可以针对特定患者群体提供线上优质服务，在线上获得品牌和声誉，从而获得自身的成就感，而不是困于医院本身的体系。

从 2020 年下半年开始，平安好医生、阿里健康等互联网医疗企业纷纷发力医疗服务，试图为医生赋能，助力其打造口碑，树立个人品牌。上个月，平安好医生更是明确提出了打造服务医生和用户的双平台，推出平安医家子品牌，试图通过医生之家为医生提供一站式解决方案，并在赋能医生的同时，通过私家医生和家庭医生为患者提供服务。而这可以视为各个互联网医疗企业平台发力"医"端的注脚之一。

为了树立自身口碑，医生会将其目光从关注疾病更多地转向关注病患个体，构建更为良好的医患关系，进而提供更为优质的医疗服务。这也使得互联网医疗的患者用户黏性更强，付费意愿更高。

3. 更高效地管理患者

帮助医生提高用户口碑的同时，互联网医疗平台也起到高效管理患者的作用。在院外，患者由于缺乏有效的医学照护，病情往往难以得到控制。部分医院虽然采用了电话随访等举措，但受制于人力有限，往往无法面面俱到。

互联网医疗则有助于解决这一问题。依托于实体医疗机构的互联网医院，能够在线下和线上进行有效地转化，更好地帮助医生管理患者。

互联网医疗企业中，类似于平安好医生通过提供医生工作台，帮助医生查阅病患信息，知晓其相关诊疗、用药记录。更为重要的或许是，互联网医疗平台可以为用户提供 7×24 小时在线问诊，以及覆盖医院门诊预约、挂号、转诊、陪诊、住院安排等贯穿就医全流程的各项服务，并且不再仅仅覆盖医疗需求，而是可以通过私家医生、家庭医生等，提供长期连续的健康管理，提供全生命周期的解决方案。

尤其是针对慢病患者，互联网医疗平台可有效地通过可触达的私家医生、家庭医生等服务方式，提升患者依从性，帮助慢病患者进行更为有效的管理，改变以往线下医生鞭长莫及的状态。而针对健康群体，互联网医疗企业也可以促使他们保持健康。

4. 助力医生开展科研

获得合适的、足够多的病例开展科研，是医生职业晋升的有效途径。在线下医院，名医大咖虽然获得了患者流量，但是患者流量并非精准推送的。医生仍旧需要足够多时间积累病例开展科研。陈秋霖表示，"大医院的名医大咖对互联网医疗的需求有所不同，他们是为了获得疑难杂症病患，进而收集足够多的病例开展科研并促成科研进步的"。

对于年轻医生来说，不止面临招募患者进行科研的问题，还面临如何与高年资专家进行有效地沟通、获得学术交流机会等问题。

互联网医疗平台的优势在于，医生可以更为精准地获取所需病患，甚至可以通过互联网的形式直接招募患者，提升患者与医生的互动性。更为精准，得益于互联网医疗平台通过价格，从全科医生服务到专科医生服务等机制逐步构建起较为完善的医疗体系系统。患者在进入到平安好医生等体系中时，首先与其打交道的是全科医生，其次是各大医院的专科医生，最后才是名医工作室的专家。通过层层筛选的方式，医生可以将更多精力用于自身特长的领域，并开展相应的科研活动。而平台本身也成为连接低年资医生和高年资医生的渠道，为低年资医生提供了学术交流的机会。

以往，线下患者依从性较差，与医药相关的使用效果可能存在偏差。通过线上更为高效地管理，以及更高的患者依从性，医生可以获得相对以往更为精准有效的数据。由互联网医疗带来的全新改变，将更好地助力医生开展科研活动。

### （三）如何持续推动医生上线？

互联网医疗的既有优势，成就着医生价值，也促成着医生上线。但在医生持续线上化的过程中，也面临一些问题。陈秋霖指出，最为首要的是意识问题。"欧美国家同样存在医生拒绝线上化的现象。根源在于医生的自我认知以及行业规则的设定。部分医生并不认可互联网医疗是严肃的医疗方式。"观念的不合导致了这些医生拒绝线上化。其次，"部分大牌医生本身过于忙碌，抽不出时间再做其他事情"。

此外，"部分医院和地方政府认为医生上线第三方医疗平台对其本职工作将产生影响，禁止医生上线第三方医疗平台。但实际上也在尽力鼓励医生上线依托医院本身的平台"。针对第三方互联网医疗平台多点执业，陈秋霖表示，"它对于医院来说存在一定的不合理性。但是国家支持并允许医生进行多点执业，目的是希望医生服务更多的人群"。针对多点执业存在的难点局面，陈秋霖认为，"理想的机制是医生与医院建立合约制，规范医生线上执业行为"。

想要更好地促成医生上线，需要政策予以支持鼓励。与此同时，也需要对医生进行线上执业培训，帮助他们更好地实现上线，提升其能力的同时，改变其思想观念。

但陈秋霖也表达了自己的担忧，他认为医生上线不能操之过急，不能强迫他们上线。"线上医疗通过技术和模式的创新，创造更多全新价值的同时，让本已上线的医生更大效力地发挥他们的价值，让社会群众知晓互联网医疗平台的作用，这最终会鼓励更多的医生自愿上线。"

对于上线的医生来说，互联网医疗的评价体系将对提供优质医疗服务的医生更为有利。对于整个社会而言，这会促使医生更为关注病患沟通，最终倒逼整体医疗服务质量的改进。

# 疫情催动在线问诊量激增 互联网医疗
# 距离爆发还有多远？*

  在新冠疫情防控中，互联网医疗开辟了线上抗"疫"第二战场，被认为起到了三个作用：一是为民众提供了病情咨询、分诊分流、情绪安抚等帮助，二是降低了轻症患者前往医院可能造成的交叉感染概率，三是打破了医疗资源的地域限制。与此同时，互联网医疗的服务量和新增用户数都达到了历史新高。易观千帆数据显示，2020年春节期间，互联网医疗在线问诊领域独立App日活最高峰达到671.2万人，最大涨幅接近160万人。好大夫在线2020年1月20日至4月12日总接诊患者人次超672万，接诊医生总数超8万名，高峰时期日均在线问诊需求量增长648%，新注册患者数增长350%。截至2020年2月5日，丁香医生在线问诊平台用户环比增幅达215.32%，问诊量环比增幅达134.91%。

  来自国家卫生健康委的数据显示，截至2019年11月，全国互联网医院已经达到269家。那么被疫情催动进程的互联网医疗是否会呈现爆发式发展，什么是互联网医疗线上和线下相结合的理想方式及能发挥作用的主要领域？5G、大数据、人工智能及互联网等信息技术将怎样赋能智慧医疗及医生？就以上问题，《人民邮电》报记者采访了中国社科院健康业发展研究中心副主任陈秋霖。

## （一）线上＋线下：需求模式和领域初现

  **记者：**新冠疫情暴发以来，互联网医疗的优势、作用得以显现。请问就此是否可以认为互联网医疗的发展已经到达爆发期？

  **陈秋霖：**疫情推动互联网医疗被较为广泛地认识，但是不能认为已到了爆发期。一个行业的发展主要取决于三个方面：一是供给方的动

---

\* 本文系《人民邮电》记者朱筠对作者的专访，收入本书时有改动。

力，二是政策的空间，三是需求的空间。大部分行业的发展都是由需求驱动的，但是互联网医疗早期的发展是由供给方推动的，先是一些互联网创业公司，接着是一些先锋医院。现在，全球医生在互联网上开展业务的比例都不高，不会超过20%，和其他领域相比，触网率要低一些。与此同时，多数患者也不知道、不相信互联网医疗。疫情期间，患者对互联网医疗的认知多了一些，看到它是能解决实际问题的。现在，互联网医疗在供方、需方和政策三方面都具备了有利条件，处于真正开始发展的阶段。

**记者：**在社会生活恢复常态后，互联网医疗线上、线下相结合的理想模式会是怎样的？

**陈秋霖：**要把"互联网＋医疗"和"医疗＋互联网"加以区分，现在医院通过一些互联网的方式方便患者，例如，通过互联网、App挂号，就是"医疗＋互联网"，以后可以将它延伸到复诊阶段。"互联网＋医疗"模式，则是要通过互联网将医疗资源汇集，形成规模效应，服务更广泛的人群。"互联网＋医疗"已经延伸到诊疗领域，肯定会是一个线上和线下的结合。

对于"互联网＋医疗"，我看好平台模式，类似天猫和商家的关系。在第三方平台上，每家医院都可以设立一个旗舰店，发挥自己的专业医疗能力。当然，这会涉及公益性医院和商业性平台如何合作以及利益分配的问题，需要在实践中探索。

**记者：**现阶段互联网医疗能发挥作用的主要领域是什么？

**陈秋霖：**现阶段，我比较看好能发挥作用的三个领域。第一，通过互联网找到医生。这在年轻人中已经成为一种比较主流的应用。好大夫在线、平安好医生和丁香园均开设的医生点评功能非常好，也非常重要，这类似于美国的医生点评网。病人的满意度调查，如果是在医院中填表进行的，满意度会在95%左右，但是出医院后再做调查所得的结果可能就不大一样了。因此，网络上对医生的评价就很有价值：一是可以帮助老百姓选择医生；二是医生可以得到反馈；三是可以成为国家治理医疗卫生体系的一个重要手段，也是政府、社会及市场三方共同治理的一个切入点。与此同时，一定要加强对这种点评网站的监管，要确保评价及相关数据的真实性，以免误导患者。第二，慢性病管理和健康管理，通过医疗方面的 App、互联网平台都可以实现，这样家庭医生就可以与患者随时沟通，真正发挥作用。第三，解决基层医疗能力不足的问题。这也是全世界都面临的问题。农村、偏远地区的基层医疗机构可以通过线上平台对接更多的专家资源，一般的病可以就地治疗，病情比较严重的，可及时转移到上级医院，这也可以成为信息社会中一种新的分级诊疗模式。

## （二）信息技术：赋能智慧医疗及医生

**记者：** 5G、大数据、人工智能等信息技术赋能智慧医疗已经取得了哪些成绩，未来有价值的实际应用将是怎样的？

**陈秋霖：** 等到 5G 普及后，通信在传输速度和质量上的提升，肯定会有助于开展远程诊疗。大家比较看好大数据和人工智能在医疗上的应用，但是真正成规模的、能证明非常有效的应用案例，我还没有看到。人工智能现在主要是帮助医生进行判断，未来更多的也会是通过人机结合的方式发挥作用。大数据分析在此次疫情防控中发挥了很好的作用，未来在公共卫生、城市治理等方面可以发挥更大的作用，例如，通过对人们用药品种和数量、去医院频次等大数据的分析，做出相关的预警和准备。但是，未来能依据健康大数据做出什么产品，现在还看不出来，因为毕竟是涉及健康的医疗产品，应用前需要经过严格的科学认证，推进的速度慢一些、稳妥一些为好。

**记者：** 我国的医疗资源不足，医生特别是高水平医生资源稀缺，在医院的问诊量已经很大的情况下，如何鼓励医生在线上问诊？

**陈秋霖：** 首先，我想说医疗资源不足和结构性矛盾是并存的。也就是高水平医生虽然稀缺，但是医生的时间分配是可以优化的。其次，之所以高水平的医生稀缺，可能是因为缺少锻炼，因为医生是一个学习型、实践性的行业。我们也看到了一些医生虽然在医院中不是名医，但是因为他们在互联网上提供的服务很受大家的欢迎，而且实际效果也非常好，慢慢也就变成了名医。因此，互联网医疗本身会给医疗资源的结构带来变化。如何激励医生愿意在线提供诊疗服务呢？我认为核心就是要让医生看到互联网对其本身的价值，除了收入的增加，还会积累其声誉及让更多的人知道他。因此，医生本身的诉求和网上诊疗平台能带来的满足感需要更好地相互匹配。

### （三）平台和医院：各尽其能服务患者

**记者：**互联网医疗在国内的发展目前处于什么阶段，未来可行的模式是什么样的？

**陈秋霖：**互联网医疗虽然已经探索了很长时间，但是目前仍处于起步阶段。2018 年，三个线上诊疗规范的出台等于认可了其合法性，目前互联网医疗主要是集中在复诊方面，只能算是在做医疗方面配合性的工作。只有允许线上首诊了，互联网医疗才能提供完整的医疗过程。从全球来看，允许首诊的国家和地区也不多，因为医疗毕竟属于需要特别慎重的领域。我认为，可以从适合互联网医疗的专科，比如皮肤科，开始尝试允许首诊。如果说要在复诊阶段发挥作用的话，我比较看好未来能解决的两个问题，一是让老百姓更便捷地找到相应的医疗资源，享受到规模化服务后的较低价格；二是医生愿意在工作时间通过互联网提供服务，帮助更多的患者。

**记者：**在未来发展中，互联网医疗第三方平台和医院应该如何发挥各自优势？

**陈秋霖：**要发展互联网医疗，一方面要利用其连接的优势，另一方面要做好运营。现在中国的医疗主要是诊中管理，今后医院可以利用自己的医学专长和互联网的连接优势，通过纵向创新提供深入的服务，如提供诊后管理，进而扩展到对个体的全生命周期、全方位的健康管理。与此同时，互联网医疗不只是在网上问诊这么简单，实际上是一个运营过程及一整套系统，例如，使用的 App 就需要开发者深入了解医生和患者的需求及不断迭代，这种开发、维护及运营实际上非常耗费精力和成本。在技术和应用的开放及横向联合方面，互联网第三方平台是有优势的。

我认为未来最好的一种模式就是能够把互联网企业横向上的优势和医院纵向上的优势有效结合起来。而未来理想的看病模式可能就是病人通过互联网平台找到医院和医生，并选择配套的服务。除了线上问诊外，如果需要的话，病人可以前往医院，并在之后继续享受线上和线下相结合的全流程服务。

# 第十二章
## 在发展中规范


## 注定不是最放开的"互联网＋医疗健康"

《关于促进"互联网＋医疗健康"发展的意见》（以下简称《意见》）的出台，释放了很多市场期待已久的政策，比如，允许依托医疗机构发展互联网医院；允许在线开展部分常见病、慢性病复诊；支持符合条件的第三方机构搭建互联网信息平台，开展远程医疗；对线上开具的常见病、慢性病处方药经过药师审核后，医疗机构和医药经营企业可以委托符合条件的第三方机构进行配送；推进人工智能能技术的研发和应用；等等。总体而言，《意见》明确发展"互联网＋医疗健康"，特别是对互联网企业相关的支持和鼓励，对市场是利好。

但是仍有不少互联网从业人士觉得这个文件还不够解渴，和购物、餐饮、交通等领域的"互联网＋"相比，有很多限制和禁区。比如，互联网医院必须依托医疗机构，在线开展的只能是部分常见病、慢性病的复诊和处方，处方药还是不能线上销售，等等。

从我国互联网经济发展的过程看，各个领域在平台责任立法上的进展是不一样的。电商购物21世纪初就开始快速发展，涌现了几个世界级的电商平台，但平台不承担产品的相关责任，直到平台上销售的假冒伪劣产品问题逐渐突出，2015年才有相关规定要求第三方平台对产品质量承担责任，电子商务法才纳入立法日程。之前，在平台上买了假冒伪劣产品，消费者只能找不知道在哪里的网站店主交涉。2018 年 8 月 31 日，十三届全国人大常委会第五次会议通过《中华人民共和国电子商务法》，自 2019 年 1 月 1 日起施行。在网贷领域，从一开始，最高人民法院就出台了司法解释。在网约车领域，虽然一直存在关于是否合法运营的挑战，2015 年也曾有过热烈的讨论，但是在政策上没有结论，基本上采取搁置争议，在观察中发展的方式，直到 2018 年出现滴滴司机杀害乘客的事情，网约车需要承担的责任才又被提起。中国互联网产业的快速发展，和先探索发展再逐步规范的包容政策环境密切相关。不管哪种方式，但都是以风险可控为前提，以不威胁人民群众生命安全为基础。

如前文所述，医疗健康有其特殊性，医疗服务质量的监管是政府必然的责任，无论是线下医疗还是线上医疗，只要是医疗，监管部门都承担相应责任，必须守住底线。这也决定了在医疗领域，基本遵循的是"法无授权不可为"，建立医院、医生执业、药品上市、诊疗技术应用，一般都需要审批准入。

科技创新的根本目的是满足未被满足的需求，而不是纯粹带来问题，即使不可避免要带来一些问题，也要利弊权衡，但利弊权衡要遵循的第一个原则是生命至上。在互联网上开展一些咨询，如果没有涉及医疗诊断治疗，不会产生医疗纠纷；或者可以明确纠纷主体，比如有资质的医院开展的远程医疗，应该就是允许的。但是如果有可能产生医疗纠纷，而且纠纷责任又不能明确认定的，在没有法律明确规定的情况下，从监管的角度，及时叫停是负责任的做法。互联网医疗首诊，确实能带来方便，但是如果存在很大风险，可能造成对患者健康甚至生命的损害，那就需要审慎考虑。

"互联网＋医疗健康"领域的监管，对于非直接和医疗相关的服务，因为在实践中发展相对于其他领域滞后一些，因此并没有产生相应的监管需求，也没有引起太大的市场关注。但是对于药品，从电子商务刚开始发展，就有明确的政策出台，比如 2004 年出台的《互联网药品信息服务管理办法》和 2005 年出台的《互联网药品交易服务审批暂行规定》。网络平台上的虚假医疗广告，一直是社会争议的热点，特别是"魏则西事件"出现之后。和医疗直接相关的服务，由于医疗的特殊性，和其他领域比，发展相对慢，但一开始发展，就进入了政府监管的视野，从2017 年《互联网诊疗管理办法（试行）（征求意见稿）》和《关于推进互联网医疗服务发展的意见（征求意见稿）》两个征求意见稿的讨论，到 2018 年 4 月国务院办公厅《关于促进"互联网 + 医疗健康"发展的意见》发布，很快就明确了互联网平台能够行为的边界和需要承担的责任。

而从中国互联网经济的监管演进和互联网医疗的监管特性看，2017年出台的两个征求意见稿，并不是政策突然要对医疗健康领域的互联网发展踩刹车，而是第一，"互联网 + 医疗健康"本身是监管程度高的领域，第二，中国互联网经济经过十几年野蛮的创新发展，已经进入需要规范地创新发展的新阶段，而此时，"互联网 + 医疗健康"还没有火几年。同时期，在药品领域，也出台了收紧的政策，比如 2017 年 11 月，国家食药监总局颁布《关于加强互联网药品医疗器械交易监管工作的通知》，提出"线上线下一致"原则；公布《网络药品经营监督管理办法》（征求意见稿），其中第八条规定"网络药品销售者为药品生产、批发企业的，不得向个人消费者销售药品。网络药品销售者为药品零售连锁企业的，不得通过网络销售处方药、国家有专门管理要求的药品等"，第十二条规定"向个人消费者销售药品的网站不得通过网络发布处方药信息"。

也正因此，《意见》在市场特别期望放开的首诊和处方药销售两个方面采取了审慎的态度，给出了明确的界限。从互联网治理的角度，"互联网 + 医疗健康"的发展采取审慎包容原则有其合理性。所以说《意见》是为了推动我国"互联网 + 医疗健康"，是给行业发展安上了一个加速器，而不是踩刹车，但同时也安了一个制动器，避免加速过猛而翻车。医疗健康领域不是可以依靠市场力量发展的，"互联网 + 医疗健康"也如此，注定不是最放开的。

# 行业协会在创新领域发展中的作用 *

市场和政府是推动行业发展的两个重要力量，但无论市场还是政府都不是万能的，都存在一定的局限性，可能会出现市场失灵和政府失灵。因此，社会（第三方）力量是对市场和政府非常重要的补充。市场、政府、社会形成发展合力，是推动发展的重要规律。行业协会就是非常重要的社会力量。成立银川互联网＋医疗健康协会，就是希望能够在宁夏这个全国首个"互联网＋医疗健康"示范区，通过社会组织的力量，来协助政府和市场共同推进"互联网＋医疗健康"行业的健康发展。

行业协会至少可以发挥三方面的作用，即维护行业利益、发展行业价值和推动行业自律。维护行业利益，比如为行业发展诉求发声等，是行业协会职能的应有之义，也是很多行业协会主要发挥的作用。但其他两方面的作用同等需要，三者不能偏废。对于创新领域，发现行业价值和推动行业自律尤其重要。以更客观、严谨的方法去发掘行业的价值，为政府决策提供证据，可以为行业发展创造更好的宏观环境。而推动行业自律，可以更有效避免个别创新主体在创新过程中过于冒进，给行业带来负面影响。

希望通过银川互联网＋医疗健康协会，大家能够融合发展，提升行业自律，特别是千万不要把线下医疗的问题转到线上来。为什么？线下医疗的很多问题之所以没有被监管起来，或者监管得不好，一个重要原因是缺乏监管的手段。互联网给监管提供了新手段。线上提供的服务在技术上是可以被发现的，所以一定会被监管起来。这个行业还处于创新阶段，希望大家爱护其发展。也希望协会成为一个行业政策沟通的平

---

\* 本文根据作者在 2018 年 10 月银川互联网＋医疗健康协会成立期间的会议发言整理而成。

台，帮助政府提供一些建议。

协会的成立，对建设好"互联网＋医疗健康"示范区也有两个非常重要的作用。一个作用是发现示范区建设过程中还存在的一些问题。一些问题，单个进驻企业去谈可能会有顾虑，实际上有些问题是共性问题，通过协会的研究，作为优化示范区建设环境的建议提出，可能效果更好。实际上，地方政府在建设这个示范区的过程中，也非常希望了解清楚整个互联网医疗健康发展的生态环境有哪些条件，需要做哪些政策供给。所以协会发挥的第二个作用，就是协助示范区建设做好政策设计。一些试点示范区，虽然戴了政策的帽子，但可能是空帽子，没有很好的政策设计，最后戴了也是白戴。现在大家最关注的医保报销的首诊等关键政策问题，如果要突破都需要系统的政策设计。协会成立后的第一件事，就是要把需求找出来，行业的需求、政策的需求，然后开展研究，协助政府政策出台，也推出自律政策。

协会能不能发挥作用，也是有不确定性的，最终是靠实践结果来证明的。但只要一年能干成一件两件事情，就证明这个事是可以干的。既然现在有这么一个区域，有这么一个机会，让大家试一试，我们也愿意花时间精力来观察和参与。

## 示范区要发挥政策规范的示范作用 *

银川市率先出台《银川市互联网诊疗服务规范（试行）》（以下简称《规范》），是"互联网＋医疗健康"发展示范中的又一个制度创新。对于这个《规划》，从宏观政策的角度，我有两个三句话的评论。

第一个"三句话"关于新规出台本身。

首先，规范化和标准化是当前互联网医疗发展的关键。疫情发生后，

---

\* 银川市卫生健康委于 2020 年 8 月 20 日印发《银川市互联网诊疗服务规范（试行）》，
　并通过线上进行政策解读，本文根据作者在线上会议进行的评论发言整理而成。

在供给动力、政策动力、需求动力的共同推动下，互联网医疗进入全面发展阶段，必须进行规范，才能保障其严肃和健康的发展。互联网医疗未来的两个重点政策：医保支付和首诊，都有赖于规范化、标准化。如果没有规范和标准，医保报销什么、怎么报销都无从谈起。

其次，银川市率先出台《规范》，发挥了国家示范区的作用，履行了相应的职责。银川市是最早在互联网医疗领域进行政策试点和制度创新的地方，我们应该为银川继续在互联网医疗领域的政策创新点赞。

最后，《规范》适用于在银川注册的互联网医院。对象实际很广泛，因为互联网医疗领域的头部企业，很多都在银川注册了互联网医院，所以虽然是局部试点地区的互联网诊疗规范，但是具有很大范围的应用，在一定意义上，对全行业有引领示范作用。应该期待更多的地方出台互联网医疗规范，推动发展。

第二个"三句话"关于《规范》的具体内容。

首先，《规范》的对象。《规范》既是对互联网医院的规范，也是对医生的规范。对于平台，特别强调了互联网诊疗中发生的医疗过错，互联网医院应承担相应责任。明确了数据必须向监管开放的要求。当前的互联网医疗探索，不仅医疗机构要重视，互联网平台要重视，医生也要重视，很多实际操作的把握，重点在医生。该不该做，怎么做，医生最有发言权。应该发挥医生在互联网医疗发展中的作用。线下线上一致原则，医生最清楚。

其次，《规范》的内容都是问题导向的、接地气的。比如互联网医院对线上提供服务的医生的资质保证，不能以非医生替代；比如对病例规范的要求，如果没有病例，规范就没有基础，就没法做跟踪追溯；比如对药事服务，不允许补方；比如对退出的规范，线下医疗少有退费机制，但互联网医疗作为新模式，产生了类似的需求；比如对信息安全，既要全面采集信息，又要保护患者信息。银川的文件，在国家卫生健康委试行管理办法守底线的前提下，进一步细化，对已经出现的问题进行规范，更具体化地守底线。

最后,《规范》有创新。比如规范手段中,线上患者评价比线下患者评价更真实,医患物理上的分离,可以更真实地表达患者的意见;比如规范主体中,以行政部门为主体,又充分发挥社会组织的作用,若互联网医院和患者无法协商达成一致时,可通过银川互联网+医疗健康协会医患纠纷调解中心解决。

总之,在疫情推动互联网医疗需求增加的过程中,银川根据上位法的要求,结合互联网医疗发展的实际,出台互联网诊疗服务规范,既对已经开展的互联网诊疗服务进行规范,也给进一步创新留有空间。

未来还需要更多创新,也会有新的问题,也需要有新的规范内容。期待银川的探索继续为行业发展带来实践案例,继续为这一具有战略意义的行业更创新更规范的发展提供借鉴。也相信银川会因此而享受创新红利。

# 互联网医疗逆势增长之后 *

在疫情严重影响社会经济发展的过程中,互联网医疗逆势增长。疫后发展互联网医疗也被认为是应对新冠疫情转危为机的重要方面。这不仅是对互联网医疗本身的进一步创新和规范,也对政策进一步健全和完善提出了新的要求。

## (一)疫情推进全面发展阶段到来

我国互联网医疗的起步并不晚,至今大概可以分为三个阶段。但和其他应用领域相比,互联网医疗发展明显较慢,这主要是由医疗行业本身的特殊性决定的。

第一阶段是 2018 年以前。这一阶段的基本特点是以行业自发的探索和创新为主,其中既有互联网公司的探索,也有医疗机构的探索,逐

---

\* 本文发表于《中国卫生》2020 年第 7 期,第 38—39 页。收入本书时有改动。

渐从提供查询等信息服务，发展到医药电商等产品服务，从提供挂号等非医疗服务，发展到轻问诊等咨询服务，并进一步探索处方等深层次医疗服务。虽然有很多技术和服务模式的创新，但总体上并没有明确的政策规范，提供服务的范围还很局限。

第二阶段是 2018—2019 年。这一阶段的主要特点是政策明确鼓励互联网医疗发展，并提出规范要求。2018 年，国务院办公厅印发《关于促进"互联网 + 医疗健康"发展的意见》，同年，国家卫生健康委出台的关于互联网诊疗、互联网医院、远程医疗的三个试行管理规范，以及 2019 年国家医保局发布的《关于完善"互联网 +"医疗服务价格和医保支付的指导意见》，给互联网医疗的发展安装了助动器，明确了允许和鼓励的基本导向，同时也安装了制动器，确定了监管要求和责任归属，以及首诊、处方药等存在风险的服务红线。2018 年也被称为互联网医疗政策元年，加速了互联网医疗发展。互联网医疗在疫情防控中能发挥作用，正是这一阶段政策创新的红利。

第三阶段是 2020 年新冠疫情之后。这一阶段的标志是用户认知的迅速增加。互联网发展关键是获得用户，通过规模经济和范围经济提高效率，因此用户教育是发展的关键。互联网医疗发展面临患者和医生两个用户群体，医生的上线服务比例国内外都不高，不到 20%，而患者主要跟着医生的行为。医生主要在医院执业的特征，决定了医院对互联网医疗的认知影响到整个行业。突如其来的新冠疫情提供了一次特殊的用户教育，让广大患者、医生不得不接受体验，也增加了对互联网医疗价值的认识、认可。需求的增加是推动政策和行业可持续发展的真正动力。疫情将互联网医疗加速推进到全面发展的阶段。

### （二）疫情防控和恢复社会经济发展双热点

目前，互联网医疗在疫情防控和恢复社会经济发展两个方面都成为热点。与之前相比，后疫情时代的互联网医疗也将发生一些变化。

从需求角度看，一是用户量上升。无论是互联网医疗平台还是公立医院的互联网医疗，上线的医生和患者都显著增加。二是老龄患者用户增加。此前互联网医疗患者用户偏年轻，但疫情使得一些老年人也不得不上线寻求服务。三是农村患者需求增加。

从供给角度看，一是公立医院加速开展互联网医疗，这既是根据需求变化做出的适应性调整，也是政策的要求。二是大平台发力，面对需求和政策的发展，不仅原有的独角兽企业进一步发力，几个互联网巨头企业也提升了发展医疗健康的战略定位，增加了投入力度。三是服务深化，医疗机构线上开展复诊、开药和健康维护等服务，推动医疗线下线上融合；第三方平台突破咨询为主的一次性服务，向满足持续医疗需求发展，探索和公立医院合作，推动医疗线上线下融合；互联网巨头企业更多从打通医疗健康信息平台，从供应链整合角度，实现医疗、医药的闭环运行。

从政策角度看，疫情中一些重要政策已经出台。比如，国家卫生健康委出台了《关于在疫情防控中做好互联网诊疗咨询服务工作的通知》《关于进一步推动互联网医疗服务发展和规范管理的通知》等，进一步鼓励和规范互联网诊疗。国家医保局、国家卫生健康委联合发布《关于推进新冠肺炎疫情防控期间开展"互联网＋"医保服务的指导意见》，推动多地陆续出台政策，疫情防控期间医保支付常见病、慢性病线上复诊服务，将进一步推动常态化医保支付互联网医疗的政策。国家发展改革委、中央网信办联合印发《关于推进"上云用数赋智"行动　培育新经济发展实施方案》，提出开展互联网医疗的医保结算等改革试点。

### （三）围绕重点厘清关系

今后，在互联网医疗政策方面，建议围绕重点，有序开展实践，进行有益尝试，比如医保支付。我国互联网医疗经历了投资人支付、医药企业支付，正在逐步形成用户付费意愿。支付医院开通的互联网医疗，相当于增加了报销科目，可以纳入现有医保管理体系，对于第三方平台直接提供的医疗服务，在诊疗边界、流程都还不清晰时，应先保持用户付费，促使平台开展更符合患者需求的创新，对于服务项目已经基本成型的，需要创新医保支付方式，以医保支付倒逼互联网医疗服务的规范发展。

此外，处方药销售在线下药店仍然存在很大问题，比如无处方购药、"形式处方"等，线上开展处方药销售后，把线下问题线上化，并有扩大的势头。应将工作的重点放在全流程可追溯体系的落实和发挥互联网在医药供应链整合上的作用，打好基础后再放开处方药线上零售。

同时，要做好两个监测和评估。一是质量监测和评估。互联网医院监管平台不能只是一个登记统计平台，应对线上诊疗服务动态监测，并开展医疗技术评估和卫生经济学评估，特别是对要纳入医保支付的服务进行监测和评估。二是费用监测和评估。互联网医疗带来了方便，但也可能导致过度医疗，既不利于健康，也增加医疗负担。应监测线上线下医疗的变动趋势，分析其替代性、互补性。特别是对纳入医保支付的服务，还应处理和费用控制的关系。

后疫情时代的互联网医疗还应处理好四个关系：一是医院模式和第三方平台模式的关系。公立医院自建平台的优势是可以直接延伸医疗服务，但建立对医生的激励机制是重大考验。从互联网行业发展规律看，几乎没有生产方自建互联网平台成功的先例。第三方平台的优势是可以集合更多资源形成规模和共享，但也存在垄断的风险。二是规范和创新的关系。应加强政府与社会的合作，发挥行业协会的自律作用，在创新实践中开展行业标准建设。三是分级诊疗和虹吸的关系。互联网医疗究竟是通过技术方式更有效推动分级诊疗，还是连接资源吸引用户形成更大的虹吸，是必须关注的问题。四是不同部门政策协调的关系。医疗是一个系统工程，互联网医疗是线上的系统工程，还与线下医疗密切融合，涉及政策多、部门多。在"三医联动"的框架下政策协同推动互联网医疗发展，也是越来越重要的问题。

# 中国互联网医院建设如何走得更远*

互联网医院近几年发展速度很快，新冠疫情更是进一步助推其加速发展。目前，全国已有超过 1100 家互联网医院，大部分是公立医院自建和运营的，但很多入不敷出，有的甚至没有具体业务成为"僵尸互联网医院"。行业和政策都对其有更高的期待。相关的媒体报道也热一时冷一时，仍然存在互联网医院还能火多久、有没有前途等疑虑。究其原因，是因为互联网医院是我国促进"互联网＋医疗健康"发展的新生事物，方向找准了，但还在落地过程中。我国在遵循规律中创新地推动了互联网医院快速发展，还需要进一步遵循规律，在规范中推动互联网医院创新发展。

我国过去创新地推动互联网医院发展，是遵循规律的结果。一是尊重了社会信息化深入发展的规律。正是因为互联网已经融入社会生活方方面面，深刻改变了人们的生产和生活方式，互联网融入医疗健康注定避免不了，所以我国出台了一系列政策，鼓励发展包括互联网医院在内的互联网医疗，以满足人们信息革命时代的新需要。也正是这些政策创新，为互联网医疗在抗击新冠疫情期间开辟抗"疫"第二战场奠定了基础。二是尊重了医疗领域全程监管的规律。医疗是直接涉及群众生命健康的特殊行业，因此必然要求全行业监管、全流程监管、综合协同监管，这是医疗卫生监管的基本原则，也自然是互联网医院监管的基本原则。这也正是我国当前要求互联网医院必须依托实体医院的重要原因，在没有建立新的监管体系前，只有这样才能实现全程监管，责任倒追。

但客观讲，和电商、共享用车等领域比，互联网在医疗领域的发展是相对滞后的。最明显的标志是标准化、规范化的产品还不多。这既不符合医疗行业的特点，也不符合互联网行业的特点。所以虽然供方、需

---

*　本文发表于《光明日报》2021 年 6 月 15 日，第 2 版，收入本书时有改动。详见 https：//iwaes.gmw.cn/show/detail.jsp？newsID=BQFARr0iPRU%3D。

方、政府动力都具备了，进入了全力发展的阶段，但行业发展尚未成熟。不过这并不是我国特有的情况，实际上发达国家的互联网医疗也在探索中，其政策环境也还处于起步发展阶段。作为互联网大国、平台经济大国，我国互联网医疗发展也是走在前列的，政策也是更体现包容的。互联网医院未来的发展，还是要遵循规律，在规范中推动创新发展。

一方面是遵循医疗发展规律，特别是对互联网企业而言。因为不管是直接建设互联网医院，还是技术服务医疗机构，都有互联网企业参与。一是推动互联网医疗服务产品的标准化、规范化。一般认为医保支付互联网医疗是推动互联网医院发展的关键。但现在已经出台多个文件强调这一政策，为何医保支付的推动作用还很有限呢？根本原因就是互联网医疗服务的标准规范的产品体系还未建立，医保也就无从定价、无从列入报销目录、无从确定报销比例，真正能够执行的不多。二是符合医改方向，防止线下存在的问题线上化。医改进入深水区，发展互联网医院应该是深化医改的助力器，而不是绕开医改的避风港。比如药品销售是目前很多互联网医院的重要业务和营利点，必须避免带金销售、处方药补方、过度用药等线下药品销售存在的问题线上化，否则问题会比线下更大，进而破坏互联网医疗发展的环境。医药企业开办互联网医院和医药分开的改革方向是否有冲突，也要引起关注。三是充分认识医疗投资回报周期长的特点。这可能也是互联网医疗领域发展相对慢的原因。国内外实践表明，医疗投资回报周期很短的，往往都有不规范问题。医疗卫生事业要坚持公益性，互联网医疗同样要坚持。

另一方面是遵循互联网发展规律，特别对医疗机构而言。一是互联网医院不是简单地把医疗服务从线下搬到线上，而是对用户，包括医生和患者行为的改变。从国内外实践看，医疗和就诊行为的改变，涉及专业、伦理、文化习惯等多种因素，并不容易。医生的互联网服务能力需要培训，患者的使用习惯需要培育。二是互联网医院的运营需要人力财力投入。公立医院自建平台打造互联网医院的模式，必须解决运营能力不足，以及因为没有规模效应而成本比较高的问题。三是将分散的资源互联互通到平台，通过规模效应和范围效应实现降低成本提高效率和优化资源配置，是平台经济的重要机制。鲜有实体机构自建平台互联网转型成功的先例。公立医院建设互联网医院，要避免重复建设导致公共资源浪费和进一步形成"数据烟囱""信息孤岛"，需要加强顶层设计，定位平台化发展，无论是政府搭建平台或者利用第三方平台。这也是倒逼医疗健康信息互联互通的一次重要机遇。

互联网医院是新生事物，没有很多历史经验，也没有成熟国际经验可借鉴，是在实践中的创新，需要在实践中持续创新。首先持续模式创新。互联网医院不只是将线下医疗服务线上化从而提高效率方便群众，也可以延伸医疗服务，让原来开展不足的诊前诊后服务能够更好地实现，还可以增加医患沟通的渠道和延续性，有利于建立长期信任。因此要更全面认识互联网医疗的价值，给予合适的定价，鼓励、调动医院和医生提供互联网医疗服务的积极性。其次持续制度创新。发展一个新生事物，难免与原有制度存在一些冲突，也难免带来一些风险。一方面要勇于探索推动关键政策的突破，比如在"互联网＋医疗健康"示范区等特定区域对一些风险相对低、国外也有实践探索的特定专科开展首诊试点；另一方面要加强规范管理，推动政府监管的创新，比如更好地利用大数据开展数字治理、更好地发挥行业组织的作用等。总之，要按照习近平总书记在疫情后所强调的，高度重视新一代信息技术在医药卫生领域的应用，重塑医药卫生管理和服务模式。

## 互联网医疗需要标准　警惕线上过度用药 *

互联网医疗在疫情中迅速升温，线上复诊、送药到家正在成为新趋

---

\* 本文为财新网记者刘登辉对作者的专访，收入本书时有改动。详见财新网，2021 年 3 月 31 日，https://www.caixin.com/2021–03–31/101682790.html。

势，资本、政策也予以诸多支持和关注。而在实业层面，除传统的互联网医疗企业外，包括连锁药店、公立医院、保险公司乃至制药企业纷纷拥抱互联网医疗。新冠疫情带动互联网医疗迎来"第二春"。

中国社科院健康业发展研究中心副主任陈秋霖认为，新冠疫情后，互联网医疗的发展呈现出产品形态多元化、商业模式链条化和闭环化两大特征。与此同时，当前市场上虽然存在各类探索模式，但商业模式和产品本身并未成熟。即便政策多次发文鼓励，但在支付进展上仍十分有限。

"互联网医疗发展速度的快慢首先取决于产品的发展，如果有合适的产品，且能够满足老百姓的需求，带来的问题不是那么大，政策就会支持。这是一个互动的过程，产品创新、模式创新，可以推动制度创新。"陈秋霖说。

与行业热潮相对应的是，互联网医疗在发展过程中亦存在诸多行业乱象有待规范。今年全国"两会"期间，全国政协委员、宁夏卫生健康委主任马秀珍在其提案中称，药品销售收入是一些商业互联网医院的重要利润来源，由于缺乏监管过度用药行为的动力，可能会激励医生多开药，甚至和制药企业合谋推动拉升网上药品销量，从而导致过度用药。目前监管部门尚未针对线上诊疗建立过度用药监管体系，违规现象有上升趋势。因此建议在线上推行"医药分开"。

陈秋霖认为，疫情以后，各类主体在互联网医疗领域发力，互联网医疗企业亦乐见于实现商业闭环，使得线上医和药的密切结合成为行业趋势。与此同时也出现了带金销售和过度开药行为的苗头，不加监管会有扩大化趋势，这一情况需要高度重视。

"这一问题在线下，我国医改花了很大力气去解决，但是在线上现在似乎变成了顺理成章的商业创新故事。这个现象势必要引起警惕，因为目前是没有具体监管政策的。"陈秋霖说。

以下是财新记者与陈秋霖对话实录：

## （一）行业发展尚未成熟

**财新记者**：新冠疫情推动互联网医疗急剧升温，您如何看待这轮疫情对行业的影响？您对当前互联网医疗发展节奏和阶段的总体判断是什么？

**陈秋霖**：疫情期间政府紧急出台的一些政策，应该说进一步鼓励推动了互联网医疗的发展，整个供给端都在发力，主要呈现两个特征。

一是产品形态逐渐丰富，服务全面开花，并非聚焦于某一专门领域。比如帮医院建设互联网医院或医疗信息化、直接服务 C 端、探索药品合作等都在增加，公立医院的互联网医院上线率明显提升，各类主体涌入赛道，几面都在发力。二是行业在做链条和闭环。大家都在做服务链，恨不得打通从诊前、诊中到诊后，贯通全流程，这是很明显的趋势。

这些都是好消息，但是反过来看，为什么现在会出现如此多元化的发力方式，包括公立医院自己建平台，或者跟外面合作，或者跟外面合作以后做自己的平台，或者跟外面合作以后直接交给第三方。

因为每一个模式都还不能说成熟了，虽然方向是明确的，也都认准了，但谁也不知道到底哪条路走得通，都在摸着石头过河。尽管包括一些大平台也都发力了，但到目前为止都还在探索阶段。本质上这个行业的产品形态和商业模式或运行模式还不够成熟。

**财新记者**：公立医院在疫情后迎来一波互联网医院建设潮，您如何观察公立医院在这一领域的探索？

**陈秋霖**：目前所说的互联网医疗，并不是传统的医院信息化，而是以网络化和线上服务为主要特点。2018 年国务院发布《关于促进"互联网＋医疗健康"发展的意见》之前，大部分公立医院的互联网医疗主要是互联网远程会诊，没有做互联网诊疗，当然也有一些医院探索较早。坦白来说，互联网医疗的需求到现在才逐渐发展起来，首先是需求还不够大，很多人不知道或者不相信这种诊疗方式，其次是供给动力不足，早期一些公立医院主动探索基本无利可图，主要是院领导认识超前。2018 年文件发布后，相当于把公立医院叫醒了。新冠疫情更进一步让医院明白不做不行了。

疫情之后公立医院互联网医院上线率明显提高，但服务量总体很小，一个重要原因是医生激励问题没解决。比如复诊服务政策限定按照公立医院普通门诊诊察类项目价格收费和支付，定价很低，还要医院和医生分。有些医院为了推动这一工作，把这笔钱全部给了医生，但也很难激发医生动力。另一方面也跟医院运营能力有关。互联网医疗对人财物要求并不低，所以目前公立医院互联网医疗做得好的不多，总体上规模还有限。当然还有一个原因可能是大部分人并不熟悉甚至不知道医院提供的这些服务。但公立医院开展互联网诊疗，对已有患者的复诊等持续跟踪服务具有优势，对一些习惯于在特定医院就诊的患者而言，确实提供了很多方便。

**财新记者：**行业在 2013—2015 年前后也曾受到资本及社会的高度关注，您认为这一轮疫情引发的热度中，行业发展与之前有何不同？

**陈秋霖：**互联网医疗之前热过一轮，但很快退潮，一些报道形容为迎来寒冬，应该主要是受到整个资本市场变动的影响。与此次新冠疫情后的高关注度相比，事实上并没有明显区别，无论是医院为主导的还是互联网企业为主导的互联网医疗，都还没有找到非常清晰的模式或趋势。

这其中很重要的原因就是医疗领域由供应端主导的特征比较明显，核心问题是医生在哪里。互联网医疗曾经想用人工智能等技术来突破医生门槛，但是智能化医疗可不可靠，和医生怎么配合，也在摸石头。另一条路就是连接医生，这就面临医生的意愿、能力以及权利等多种问题，比如平台补贴能不能行得通，能补多久？现在线下医院越来越接受医生多点执业，但是线上很多医院并不愿意。也就是说医生的来源和归属问题还没有根本解决。

也有认为互联网医疗发展突破的关键是医保支付。可能更大的问题还是互联网医疗本身，因为要先确定产品和服务是什么，再确定怎么收费，才能实现医保支付。现在最容易支付的是医院提供的互联网医疗服务。互联网平台提供的比较成熟的服务是电话、图文咨询等，按时计费，进一步向诊疗延伸的相对少，而且各有各的设计，本质上互联网医疗产品服务的标准化问题没解决，这是衡量行业成熟的重要标志。

## （二）如何实现标准化

**财新记者：**您提到了互联网医疗产品服务的标准化问题，目前的产品形态总体上是什么情况？目前地方如浙江也有探索互联网医疗项目付费标准的实践，您如何观察？

**陈秋霖：**实际上医院线下服务的线上化，比如复诊开药，相对确定和规范。所以线上线下一致原则，理论上都是有标准的，但实践中提供的还比较有限。另外，发展互联网医疗绝不仅仅是把线下服务转到线上，而是创造更多服务模式。在这方面，医院由于人才、资金等限制缺乏运营能力，推动有难度。进一步讲，单个医院都投入很多开发互联网医疗，从成本收益看也是低效的。目前医院线下医疗服务直接转成线上的可转化率非常低，支付也比较有限。根本原因是缺乏创新，也没有标准化。

互联网医疗平台更是如此，现在提供了很多服务，但都是自己定义的。每家都不太一样，服务也不够标准或成型。我们正在做相关课题，研究到底互联网医疗要提供什么服务，哪些可以标准化。现在，其他领域的互联网平台，比如购物或打车，几乎都有了基本统一的范式，而医疗领域基本统一的流程还没有出来。

**财新记者：**有没有一些具体的例子？

**陈秋霖：**比如不同平台的入口、项目流程都不太一样，包括患者认证流程也不一样。互联网医疗平台不仅需要实名制，还要有病史记录等等，信息要求更为复杂，但现在也没有标准。医疗领域的复杂性导致现在产品还不够标准或者成型，也妨碍进一步推动消费者行为习惯的形成。

**财新记者：**疫情后医保政策推动很大，我们也能看到各种形态的互联网医院都在尝试对接医保，但整体进展比较缓慢，您对此如何观察？产品形态的非标准化是否也约束了支付方的推进？

**陈秋霖：**医保支付，政策层面国家医保局已多次发文，比较积极。但由于医保基金是地方统筹，这些文件只能是指导性的，最终要靠地方执行。地方落实需要列清单，确定支付方式。支付的逻辑要求产品、定价和支付三件事必须统一。这就回到前面说的，除了已经成熟的医院线下延伸到线上的服务，其他大部分服务本身还不成熟，没有支付清单。这是政策无法配合行业的一个关键点。从平台角度来讲，因为产品不够标准，医保作为支付方很难支付。

**财新记者：**所以有部分声音认为，互联网医疗主体还是要走自费的道路？

**陈秋霖：**倒不是说只能走自费，需要给行业一点时间，让一部分有支付意愿的人先去试，探索成熟的服务模式，且自费也会反向要求企业更注重产品创新和服务质量。对于医保支付而言，应该是服务成熟一个付一个，给出明确信号，标准化了才能支付，倒逼平台创造规范服务形式，实现政策和行业双向互动。

**财新记者：**您提到了互联网医疗产品缺乏标准，这些标准应该包括哪些内容？您认为就目前的产品形态看，哪些标准可以先行探索？

**陈秋霖：**首先应该把已经相对成熟的服务列出来，政府鼓励形成行业标准，并统一监管，比如复诊流程就可以标准化，包括病人的电子化病案、医生上线的流程标准化等等，可以要求一个医生只能有一个账户，将医生注册平台与线上接诊平台打通，优化医生验证程序，防止冒名顶替。

对于服务本身，也可以设置满意度等综合指标考核，然后复诊的定义是什么，几次算复诊，多少时间间隔内算复诊？复诊时发现其他症状是算复诊还是算新诊断？这都要有说法。现在都是模糊的。

**财新记者：**为推动行业良性发展，在行业标准方面，政府与行业应该如何互动？

**陈秋霖：**监管往往是滞后于行业发展的。生命至上，医疗领域不容许以牺牲人民健康作为试错成本，这种特殊性要求制定标准的过程应该是政府和行业的互动过程，否则很难有好的前景。头部企业应该具备责任感，在创新同时探索行业标准制定，最终被行业和监管层接受。否则可能重蹈"放、乱、收、死"的覆辙。通过行业和监管部门之间密切的互动来推动，也是现代治理的要求。

**财新记者：**首诊放开近来受到关注，当下放开首诊的迫切性如何？经过几年探索，目前行业对首诊放开有哪些共识？

**陈秋霖：**从互联网创新的角度，当然是迫切的。网上如果首诊，那会有很多服务模式创新。但从医疗行业规范的角度，可能就没那么迫切。在国际上，发达国家对线上首诊的态度也不一，即使允许，也有很多具体限制。但有几点认识越来越被接受，一是互联网医疗的发展趋势不可阻挡，首诊是互联网医疗进一步创新的切入口。国际上已经有一些探索，我国要在互联网医疗领域领先发展，允许首诊是重要的着力点。二是首诊涉及医疗规范和医学传统伦理，线上首诊将会带来很多新的模式，对监管等制度同样提出了很高的要求。三是不同专科对于医患面对面的要求实际不一样，因此互联网医疗在不同专科领域的首诊规定也可以有不同。

网上首诊是互联网医疗发展中比较敏感，也存在一定风险的难题，可以在一些示范区域，选择一些实践中相对有基础的和国际上也相对成熟的专科，比如精神科、皮肤科等，进行试点，跟踪观察，为全国政策的完善提供经验，也为全球互联网医疗的发展贡献力量。

## （三）警惕线上过度用药

**财新记者：**各类主体的涌入使得互联网医疗热度攀升，但行业乱象也引发讨论。比如全国"两会"期间，就有委员提案称，线上诊疗的过度用药行为目前缺乏监管体系，一些有药品销售业务的商业互联网医院甚至和制药企业合谋推动过度用药，拉升网上药品销量。您如何观察此类现象？

陈秋霖：互联网医疗和药的结合有其合理性。一方面，互联网医疗的合规化为药企打通了线上市场，而集采等行业政策也使得企业愈发重视院外市场。另一方面，互联网医疗企业又确实有打造服务闭环的需要，由于线上医疗服务还未盈利，拥抱药企是现实选择。

这种情况带来的问题是，以药养医可能从线下转移到线上，通过带金销售导致过度开药。这一问题在线下我们花了很大力气去解决，但是在线上现在似乎变成了顺理成章的商业创新故事。这一现象势必要引起警惕，因为目前是没有具体监管政策的。

**财新记者：** 这一情况目前的严重程度如何？

陈秋霖：公立医院提供的线上服务现在量还很小，而且遵循线上线下一致原则，还没有很大空间，此外，对于已经开通了医保支付的，医院的互联网医疗额度一般也受医保总额预算控制，线下的约束体系仍然发挥作用。但是互联网医疗平台方面现在缺乏有效管理方式。

线上销售药品主要场景是两类，一类是医药电商，传统以卖药为主，布局互联网医疗服务后进一步推动药品销售，使原来一些处方药的违规销售行为越来越合规化；另一类是互联网医疗平台与药企合作进行医学推广获得收入。实践中确实已经出现了问题，首先是违规卖处方药，其次是带金销售。

从整个互联网医疗线上药品销售的规模看，目前并不算大，但是很多药厂都越发拓展线上销售端，监管就应当"在跑步中整理队伍"，逐渐去规范。为什么这个时候必须提？因为现在已经进入互联网医疗加速阶段，出现过度用药苗头，而且确实具备扩大化的条件，就需要引起高度关注。

**财新记者：** 如何解决线上的过度用药问题，您有哪些思考？

陈秋霖：首先平台要自律，对行业要有敬畏，否则可能会因为"一颗老鼠屎坏了一锅粥"，同时监管要尽可能跟进，避免登记式、统计式的监管，应该是全过程监管，比如在不合理开药的情况下发出预警。

　　理论上，互联网医疗监管要实行实时监管，各省要建立监管平台，每一单业务都要纳入监管。这种庞大的体系非常考验运营能力。而目前各省的监管平台仅限于一些互联网医疗信息的上传、医生资质的核验等等，具体到每一单业务还做不到实时监管。政府到底要投多少钱去做监管平台，做完平台后怎么运营，是专门成立一个部门，还是委托第三方管理，都并不明确。

　　更深层次的逻辑是要做这套体系，就要设标准规范，这就又回到上面的问题。监管系统怎么能够即时地匹配行业发展，而且还要为之后的创新留有空间，这种精细化的管理考验政府监管部门和行业的良性互动。

　　**财新记者：**部分声音认为应该推行线上"医药分开"，比如互联网医院的经营主体及其下属机构，不能从事药品销售业务；反之亦然。线上"医"和"药"分业经营，您如何看待？

　　**陈秋霖：**首先需要强调，线上实现医药分开，不是不让线上卖药，而是要避免线上可能会出现的以药养医机制导致的过度用药。医药分开既然在线下可以，那线上可不可以？一种观点认为，既然互联网医疗整体的原则就是线上线下一致，这一领域也应该实行线上线下一致，我认为这一理由可以接受。因其符合政策一致性。

　　线上医药分开并不意味网上不卖药，或者药和医之间不能连接，同样一个企业既做药也做医，可以两块牌照，两套监管体系，以利观察和监管，而不能变成一种内部的糊涂账。最好的办法就是医药分开，做得清清白白，同时推动线上处方流转，既然医院的处方可以流转，互联网医院的处方也应该可以流转，就相当于把利益机制割断了，也尊重了患者的选择权。

　　**财新记者：**那么商业性质不走医保的互联网医院是否也要遵循医药分开等要求？

陈秋霖：如果医疗机构要进医保，必须跟规则一致，这是市场经济的原则。如果是营利性互联网医院，自主定价，其医疗行为由自己选择，但也是要遵守医疗规范的，过度用药也要查。过度用药对老百姓健康是危害，不管是线上还是线下，这是我们讨论这个问题的出发点。

# 大监管时代，互联网医疗行业路在何方？<sup>*</sup>

随着 2021 年 10 月《互联网诊疗监管细则（征求意见稿）》的公布，行业监管新趋势成为业内热门议题。目前，我国的互联网医疗行业仍处于起步阶段，存在"僵尸线上医院"等问题，新的监管政策强调了线上线下一致原则，并关注到了行业弊病，业内各方要适应严监管形势，向"遵循规律，规范创新"的方向努力，致力用互联网工具重塑整个医疗体系，让患者更多地参与到医疗过程并进行自我健康管理。

## （一）现状：政策一边推动一边规范，"僵尸线上医院"成突出问题

研究表明，已经有 20% 的中国医生在线上平台开展服务，互联网医疗快速发展。数据显示，目前我国已有 1600 家互联网医院，有 7700 余家二级以上的医院提供线上服务。

而互联网医疗当下面临的挑战主要是医保接入少、首诊禁令的执行、处方药线上销售、数据安全、医生多点执业等方面的问题。从行业的角度来看，互联网医疗虽然很热，但是并不挣钱，还处在起步阶段，违规行为高发。虽然政策推动了行业的发展，但有一些互联网医院的建设是为了应付而建设，"僵尸线上医院"成为比较突出的问题。

总体上，新冠疫情暴发后，互联网医疗相关的政策进展是乐观的。

---

\* 本文是《南方都市报》记者李文根据作者在 2021 年 11 月 18 日丁香园·丁香医生生态合作伙伴大会上的线上发言实录整理而成。

疫情刚出现时，多部门出台政策推动互联网医疗发展，2021 年的《政府工作报告》也提出要促进"互联网 + 医疗健康"规范发展，同年 10 月，国家卫生健康委公布了《互联网诊疗监管细则（征求意见稿）》，在推动行业发展的同时提出了规范要求。

### （二）解读：监管细则凸显线上线下一致原则，直指行业弊病

实际上，国家卫生健康委这个文件的很多措施是线下医疗机构的基本要求，并没有提出新的内容，只是我们之前在线上没考虑线下应该有的东西。监管内容基本延续了全程可追溯、责任可倒追的原则，线上线下一致的要求更加明显。

同时，监管要求也更加明晰了，比如要求省级监管平台每个月至少有一次督察、机构校验一年一次、省级部门要对互联网医疗整体情况进行分析等。这些要求都更加量化、清晰了，使监管更具可行性。

监管细则要求互联网医疗平台要有专门的部门，对人员进行专业培训，说明政策方面越来越认识到，互联网医疗并不是简单地把医疗服务搬到互联网上，而是一个系统重塑的过程，有新的能力要求。

另外，监管细则还回应了近期的行业热点问题，禁止统方、补方，强调规范处方药销售，杜绝变相药品回扣。随着药品流通领域的改革，营销手段少了，一部分营销转移到了线上，导致线上出现了"以药养医"，甚至药品回扣问题，这一现象给互联网医疗的长期发展带来了很大的挑战，现在政策上明确禁止此行为，这也是我们一直呼吁的，千万不要把医改当中解决的线下问题转移到线上，否则会导致行业灾难性的后果。

### （三）解读：互联网医疗注定是"严监管"领域

从互联网监管的角度，这份监管细则也是在适应今年以来国家对互联网领域监管治理的新变化，提出了信息安全、内容管理等方面的要求。

细则中关于禁止 AI 接诊的内容很受关注。不允许人工智能直接接诊，并不意味着不能用人工智能，人工智能只是一个辅助，医疗决策还是要由医生本人进行。

细则中还提出，患者出现病情时医生要适时叫停线上诊疗，这实际上给了医生更多的自主权，有利于医生做决策。但操作过程中涉及合同终止的问题，对于预付费用怎么处理，将来可能还需要相应的细则。

互联网医疗领域注定不是最开放的，因为医疗必须是一个全程监管，全程可追溯、责任可倒追的过程。互联网领域一方面必定要推进发展，在我们衣食住行都和互联网连接的时候，医疗领域不接触互联网是不可能的，但互联网医疗领域也必定是一个监管很严的领域。

## （四）应对：行业需要持续的模式创新和勇敢的制度创新

"在创新中规范、在规范中创新"是这个行业未来的发展趋势。各方应如何应对？遵循规律，规范创新。

遵循规律，既要互联网平台遵循医疗发展的规律，符合医改的方向，防止线下的问题线上化，也要医疗机构遵循互联网的发展规律，互联网医院不是简单地把医疗服务从线下搬到线上，而是运营体系的重塑，互联网医院的运营也需要投入人力、物力、财力。

规范、创新发展方面，互联网医疗领域目前并未成形，很多东西还在探索，还需要持续的模式创新。

模式创新的空间还有很多，比如，互联网医疗作为线下医疗的补充和延伸，可以更好地实现诊前诊后服务，解决医患信息不对称问题，让医患沟通渠道得以延伸，帮助医患建立长期的信任，这是互联网医疗的价值所在，应给予合适的定价、合理的激励，让它持续发展。

更关键的是制度上的创新，要用好试点政策，勇于探索关键问题的突破，推动政策的突破，也要加强对规范监管的创新。在监管创新的过程中，并不只是政府监管的创新，还需要行业发力。

## （五）展望：互联网可否推动医疗体系从"供方"中心转为"患者"中心？

中央全面深化改革委员会第十四次会议强调，要高度重视新一代信息技术在医药卫生领域的应用，重塑医药卫生管理和服务模式，优化资源配置，提升服务效率。"重塑"这个词用得非常"重"，也说明对互联网医疗行业是非常期待的，希望通过新一代信息技术来重塑整个医疗体系。

我国的"互联网＋医疗健康"并不只是互联网诊疗，还包括公共卫生、家庭医生签约和药品、医保、科普、人工智能等多方面的深度融合，而健康领域的开拓目前是不足的。我们特别期待未来的互联网医疗能够更多地和物联网、人工智能深度融合，向前端垂直整合，和相关产业链形成一个生态圈。

我们更期待的是，我们的互联网创新能够让患者加入到整个医疗过程中，使患者能够管理自己的健康。当前的医疗体系还是以医疗机构，以供方为中心，而不是以患者为中心，而互联网提供了一个新方式，患者也许可以参与这个过程，如果我们能做到这一点，我想就是互联网重塑医疗服务体系的重要体现，希望业界人士能够推动这样的工作。

# 致　谢

　　本书及相关研究工作的完成，得益于很多机会，更得益于很多人的帮助。

　　首先要感谢的是我的研究合作伙伴和研究团队的学生们的支持。北京大学公共卫生学院的傅虹桥老师、中国社科院人口与劳动经济研究所的许多都是我的博士同门师弟，也是多年的合作伙伴，感谢他们长期的支持，我们对这个领域都有兴趣，也共同投入了时间和精力来研究这个创新的领域。感谢我研究团队的研究生们的辛勤付出，赵周瑞、谈佳辉、孟鹏云、徐霞和胥仲桥同学是我们中国社科院大学的硕士研究生，他们认真好学，他们所做的助研工作是本书不可缺少的。

　　感谢李玲老师一直以来对我的指导和关心，她很早就对医疗信息化的研究是我们启动这一领域研究的重要起源，她对很多根本问题的提问激励我们对基本问题进行探索。感谢汪向东老师领我入农村电商的门，并一直鼓励我不要放弃对这个领域的研究。也感谢哈佛大学公共卫生学院叶志敏教授对我们研究的指导，她把"互联网＋基层医疗服务"比喻为"21世纪的赤脚医生"对我很有启发。

　　感谢国家卫生健康委、国家医疗保障局等有关行业主管部门领导的支持和鼓励，他们的真知灼见给了我很大启发，他们对我的研究成果的重视也为我们持续观察互联网医疗领域、深入研究理论和政策提供了重要推动力。

　　感谢中国社科院人口与劳动经济研究所对我开展"互联网＋医疗健

康"研究的支持，特别是对健康业发展研究中心开展的中国医院互联网影响力指数研究的支持。这个持续的研究项目，让我们对"互联网＋医疗健康"的研究从机构延伸到医生成为可能。

感谢银川互联网医疗健康协会的支持。感谢宁夏回族自治区政协副主席马秀珍女士。也要感谢中国卫生信息和医疗健康大数据协会互联网医院标委会的支持。感谢文中提及的各个医院与互联网医疗健康平台给予的支持，感谢媒体朋友的支持。

最后，必须感谢家人对我工作的全力支持。